Chirurgie nerveuse d'urgence

LES ACTUALITÉS MÉDICALES

Collection de volumes in-16, de 96 pages, cartonnés

Chaque volume : **1 fr. 50**

CORBEIL. — Imprimerie Éd. CRÉTÉ.

Chirurgie nerveuse
d'urgence

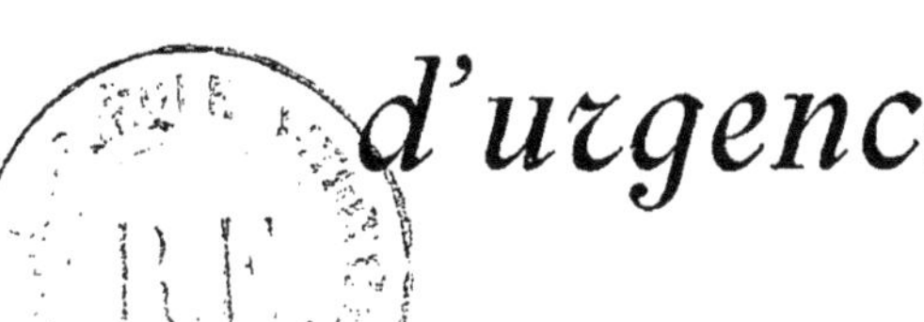

PAR

Le Dr A. CHIPAULT

(de Paris)

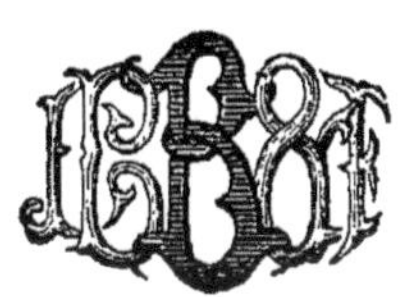

PARIS

LIBRAIRIE J.-B. BAILLIÈRE ET FILS

19, RUE HAUTEFEUILLE, 19

1904

CHIRURGIE NERVEUSE D'URGENCE

INTRODUCTION

Chirurgie de diagnostics patients et d'interventions longuement calculées dans la plupart des cas, la chirurgie du système nerveux n'en doit pas moins être parfois une chirurgie d'urgence, c'est-à-dire une chirurgie dont les indications demandent à être saisies et remplies par tous, malgré la gravité habituelle des décisions à prendre et des interventions à pratiquer.

L'étude actuelle a pour but de délimiter le domaine dans lequel doit s'exercer cette action hâtive, et de l'y guider ; elle s'efforcera donc d'être claire et pratique, sans aucun essai d'érudition.

Ajoutons que, désireux que l'opérateur ait sous la main toutes les notions nécessaires, nous avons à l'occasion, sans croire nous écarter des limites de notre sujet, résumé les données d'anatomie et de physiologie chirurgicales dont la connaissance est indispensable à son étude.

I. — MATÉRIEL DE LA CHIRURGIE NERVEUSE D'URGENCE.

Comme pour toute chirurgie d'urgence, le matériel de la chirurgie nerveuse d'urgence doit être prêt à l'avance ; le chirurgien appelé, toujours à l'improviste, à intervenir dans un cas de ce genre, doit trouver d'emblée, sous sa main, tout ce qui lui est nécessaire : anesthésiques, instruments, accessoires divers pour l'opération ou les pansements.

1° Anesthésiques. — Il est un certain nombre d'interventions nerveuses d'urgence où l'emploi d'un anesthésique semble inutile, le malade étant sans connaissance, par shock traumatique ou coma. Ces cas sont l'exception, et même alors je considère comme indispensable qu'on ait à sa disposition un anesthésique, pour l'employer, ne serait-ce qu'à très faible dose, si le patient se réveillait sous l'influence des réactions opératoires.

I. ANESTHÉSIE CHLOROFORMIQUE. — L'anesthésique de choix, pour toutes les interventions nerveuses d'urgence, qu'elles portent sur le cerveau, la moelle ou les nerfs, c'est le chloroforme, qui décongestionne l'encéphale. L'éther accumule au contraire le sang dans les veines intracraniennes et intrarachidiennes, ce qui peut, lors des opérations pratiquées sur ces régions, provoquer une hémorragie désagréable. Quant aux injections hypodermiques de sulfate d'atropine, recommandées par Horsley avant l'anesthésie, je les ai employées à plusieurs reprises, sans en avoir retiré aucun avantage.

L'anesthésie offre du reste, dans les interventions nerveuses d'urgence, quelques particularités :

1° *Elle doit être profonde*, afin d'éviter les mouvements du malade, tout particulièrement fâcheux lorsqu'on opère sur des organes aussi délicats que le sont les centres nerveux et les nerfs, et aussi pour éviter les syncopes réflexes, spécialement redoutables dans ces interventions, d'autant plus que l'opération est plus proche du bulbe, qu'elle s'en rapproche d'avant en arrière, sur l'encéphale, ou de bas en haut, sur la moelle ou les troncs nerveux.

2° *Elle doit être très surveillée*, plus encore s'il est possible que lors de toute autre opération, et pour les motifs suivants :

A cause des réactions réflexes, dont nous venons de parler.

A cause de l'action variable de l'anesthésique, suivant les temps de l'opération. Dans les opérations sur les centres nerveux, le sommeil devient brusquement plus profond lorsque les méninges sont ouvertes et que le liquide céphalo-rachidien s'écoule, qu'il s'agisse des méninges cérébrales ou des méninges rachidiennes. Il est donc bon de prévenir quelques minutes à l'avance le chloroformisateur que cette ouverture, du reste indolore, va se faire pour qu'il cesse momentanément de donner l'anesthésique. Au contraire, l'anesthésie doit être poussée très loin tout le temps que l'acte chirurgical porte sur l'encéphale ou sur la moelle, dont les cordons postérieurs et les racines correspondantes sont d'une excessive sensibilité ; de même, dans les opérations sur les nerfs, pendant qu'on les manipule.

A cause de la position du malade. Elle n'offre rien de particulier dans les opérations sur les nerfs des membres. *Dans les opérations sur les nerfs cervicaux*, où le cou est fortement tordu du côté opposé à l'opérateur et le bras tiré par en bas, la respiration est assurément gênée par l'aplatissement de la trachée et par la langue, que le patient avale pour ainsi dire à coup sûr, si elle n'a pas été tirée à l'avance ou ramenée en avant par propulsion du maxillaire. Le chloroformisateur doit y veiller d'autant plus que, s'il est obligé de ramener, au cours de l'opération, le cou dans la rectitude, même provisoirement, les points de repère se trouvent perdus et l'opération prolongée d'autant. *Dans les opérations sur* la *colonne vertébrale*, le malade est couché sur le côté, presque sur le ventre qui s'appuie sur un coussin dur ; le chloroformisateur doit autant que possible donner à la tête, bien appuyée sur un coussin de sable, une position analogue, sans que le cou soit infléchi en avant, ni tordu.

Enfin, *dans les opérations sur la tête* le rôle du chloro-formisateur est toujours tout spécialement délicat. Si l'opération porte sur le *front*, il lui faut veiller à ne point souiller le champ opératoire et, dans ce but, bien délimiter son champ de chloroformisation à l'aide de compresses stérilisées ; si elle porte sur la région occipitale, il doit surveiller avec une sollicitude toute spéciale la respiration, très gênée par la flexion du cou en avant et l'aplatissement de la face sur le coussin où elle est calée.

Il est enfin quelques interventions nerveuses d'urgence, *interventions orthopédiques* pour la plupart, où il y a avantage à placer le patient tête en bas, suspendu par les pieds enveloppés de bandes plâtrées ; dans cette circonstance, l'anesthésie, commencée avant que le malade ne soit suspendu, s'entretient sans difficulté particulière. Le chloroformisateur prudent peut, sans éducation spéciale, entreprendre une anesthésie dans cette attitude où le malade n'a aucune tendance à avaler sa langue, et où les incidents sont nuls, sans doute parce que la congestion encéphalique due à l'attitude s'oppose aux effets fâcheux de l'anémie cérébrale chloroformique. On peut du reste cesser l'anesthésie un certain temps avant de dépendre le malade, car il s'assoupit d'ordinaire profondément lorsqu'il est replacé en position horizontale, et dort alors souvent une à deux heures d'un sommeil régulier, incapable de provoquer la moindre inquiétude.

Dans tous les cas, j'emploie le chloroforme à dose moyenne, sur une simple compresse stérilisée. Un flacon de 60 grammes suffit, déchet compris, pour les opérations les plus longues et les plus délicates.

Il faut enfin bien savoir que, donné avec précaution, le chloroforme n'offre dans les interventions nerveuses d'urgence, si redoutable qu'il y paraisse de prime abord, aucun danger particulier. Sur les centaines d'opérations de ce genre que j'ai exécutées, je n'ai pas eu un seul décès attribuable directement ou indirectement au chloroforme.

En résumé, l'arsenal anesthésique du chirurgien susceptible de faire de la chirurgie nerveuse d'urgence doit comprendre :

1° Deux flacons de chloroforme de 60 grammes ;

2° Une compresse stérilisée pour donner le chloroforme ;

3° Une série de compresses ourlées et stérilisées destinées à limiter le champ anesthésique et à essuyer le malade. (Voy. plus bas, au matériel instrumental, les indications sur les pinces destinées à fixer les compresses) ;

4° Deux douzaines de tampons de gaze stérilisée montés sur des pinces ordinaires à forcipressure ;

5° Une pince à langue.

Les numéros 2, 3, 4 et 5 de ce matériel seront préparés et stérilisés à l'avance dans une boîte spéciale.

L'anesthésie générale est, bien entendu, le seul mode d'anesthésie applicable dans la plupart des indications de la chirurgie nerveuse d'urgence.

Les *anesthésies localisées* n'y trouvent que tout à fait rarement, sinon jamais, leur emploi. Je n'y vois pas d'utilisation possible de la cocaïnisation locale.

La cocaïnisation des troncs nerveux, essayée chez des malades à qui j'avais à faire des sutures nerveuses, ne m'a pas satisfait ; je la conseillerai donc d'autant moins qu'elle exige la connaissance pour chaque nerf d'une technique spéciale.

II. RACHICOCAÏNISATION. — Quant à la rachicocaïnisation, que je n'aime guère d'une manière générale comme méthode d'anesthésie, elle ne saurait trouver en chirurgie nerveuse d'urgence d'indication que dans les rares traumatismes des troncs nerveux des membres inférieurs.

Je vais toutefois la décrire, mais surtout parce que son premier temps est utilisable, sous le nom de *ponction lombaire évacuatrice*, comme procédé thérapeutique, dans quelques-uns des cas que nous aurons à étudier. Ce temps évacuateur se pratique de la manière suivante :

Le malade étant assis ou couché sur le côté, et, dans les deux cas, le tronc étant fléchi en avant au niveau des dernières vertèbres lombaires, on trouve sans peine, en palpant la crête apophysaire, l'intervalle lombosacré, et, si l'on a quelque doute sur son identité, on prend comme point de repère accessoire la ligne réunissant les deux épines iliaques postéro-supérieures et qui passe par la première apophyse épineuse sacrée. Sur l'un des côtés de cette apophyse, on enfonce l'aiguille à travers la peau et les tissus superficiels de 2 ou 3 centimètres, en la dirigeant en haut et légèrement en dedans. Puis, le mouvement de redressement vertébral défensif que provoque cette piqûre étant terminé, on continue d'enfoncer ; appréciant du bout de l'aiguille le bord supérieur du premier arc sacré, puis enfonçant de 1 centimètre à 1 centimètre et demi, on pénètre dans l'espace sous-arachnoïdien ; le liquide céphalo-rachidien vient sourdre en grosses gouttes claires. Pour retirer l'aiguille, on attire l'instrument d'un coup sec et l'on recouvre avec un peu de collodion.

Les insuccès de cette ponction, ponction lombaire ou, mieux, lombo-sacrée, sont tout à fait rares, à condition d'aller sans crainte à la profondeur nécessaire ; on n'a rien à redouter ; les piqûres de veines sont insignifiantes et ne donnent presque pas de sang ; quant à l'enfoncement de l'aiguille dans le corps vertébral après traversée non reconnue de tout le canal rachidien, on n'a jamais à s'en préoccuper si l'on a exécuté la pénétration en deux temps telle que je viens de la décrire.

J'ajoute que si l'on a fait la ponction vertébrale dans un but d'anesthésie, après avoir laissé s'écouler quelques gouttes de liquide céphalo-rachidien, on n'a qu'à emboîter dans l'aiguille une seringue de Pravaz à piston de caoutchouc ou d'amiante, avec laquelle on poussera doucement 1 centimètre cube d'une solution de chlorhydrate de cocaïne à 2 p. 100, stérilisée, de préférence la rachicocaïne toute préparée de Carrion-Hallion.

2° Instruments. — Le matériel instrumental des opérations nerveuses, tout en comportant quelques instruments spéciaux indispensables, est loin d'être aussi particulier et aussi compliqué qu'on pourrait le supposer.

Il se compose des instruments suivants, que je vais énumérer selon leur ordre d'emploi au cours des opérations :

I. INSTRUMENTS POUR LES PARTIES MOLLES, LE CRANE ET LA COLONNE VERTÉBRALE. — 1° Une demi-douzaine de pinces destinées à limiter le champ opératoire ; aux pinces à forcipressure, qui l'encombrent, sont bien préférables, surtout lorsqu'il s'agit d'une opération cranienne, les petites pinces coudées que j'ai fait construire pour cet usage chez Collin ;

2° Deux bistouris, l'un à bout pointu, du type usuel, l'autre à tranchant légèrement convexe du côté de la pointe : ce dernier, tout particulièrement commode pour sectionner d'un seul coup le cuir chevelu jusqu'à l'os, lorsqu'il s'agit d'une intervention cranienne ;

3° Une douzaine de pinces à forcipressure destinées soit à fixer les bords du lambeau, soit à l'hémostasier ;

4° Une douzaine de pinces de Kocher, pour le même usage ;

5° Une douzaine de mes pinces hémostatiques plates (Collin) indispensables pour l'hémostase complète et facile des lambeaux craniens, traumatiques ou opératoires ;

6° Deux sondes cannelées, l'une rigide, l'autre souple ;

7° Un détache-périoste à coins arrondis ;

8° Un trépan de modèle quelconque, mais de préférence du modèle classique Charrière-Collin, avec trois couronnes, la couronne moyenne étant celle de l'usage le plus courant ;

9° Deux de mes pinces emporte-pièce à un mors plat, l'une du petit, l'autre du grand format (Mathieu). Ces pinces sont essentielles pour faire les ouvertures vertébrales et pour agrandir les ouvertures craniennes, sans ébranlements ni secousses et sans efforts, à condition de ne saisir à chaque prise qu'une petite quantité d'os. J'insiste sur la nécessité de se servir exclusivement du modèle Mathieu, qui est mon modèle-type, à mors inférieur très mince et ne dépassant pas le tranchant supérieur ; la qualité de l'acier employé a été étudiée pour que, malgré ces conditions, ce mors inférieur reste parfaitement solide. Dans les innombrables imitations de mon instrument qui ont été exécutées, ou bien cette condition de solidité n'est pas remplie, ou bien, et plus souvent, le mors inférieur, pour y suppléer, a été fait plus épais, débordant le mors supérieur, fenêtré, si bien que l'instrument ne garde rien de ses qualités primitives. Mon modèle proprement dit et ses imitations n'ont, au point de vue des applications possibles, rien de commun ;

10° Des gouges avec un maillet, quelquefois utiles dans les opérations sur la colonne vertébrale, indispensables dans les opérations mastoïdiennes. J'ai fait construire par

Collin une série de gouges qui ont l'avantage, à cause de leur manche cannelé spécial, d'être bien en main, sans risque d'échapper vers les parties profondes ;

11° Des écarteurs divers qui sont :

a. Mon écarteur auriculaire (Collin) pour ramener en avant l'oreille, sans encombrer le champ opératoire par la main d'un aide, ni écraser l'ourlet avec une pince à forci-pressure, dans les opérations sur la région mastoïdienne et sur le cervelet ;

b. Quatre écarteurs Farabeuf, largeur moyenne ;

c. Mon écarteur cérébral basilaire (Collin) pour les opérations sur la base du crâne et de l'encéphale, par exemple pour la découverte intracranienne de la méningée moyenne à son trou basilaire ; on pourra à la rigueur le suppléer par l'écarteur malléable de Poirier, dont un modèle réduit, de 7 millimètres de large, est très utile pour le dégagement de la paroi antérieure du canal rachidien par réclinaison du fourreau méningo-médullaire et pour la découverte d'un foyer de fracture par réclinaison discrète d'un nerf lésé.

II. Instruments pour les méninges, les centres nerveux et les nerfs. — Cette seconde série d'instruments comprend surtout des instruments petits, dont un bon nombre peut être emprunté aux boîtes d'ophtalmologie. Ce sont :

1° Une pince à dents de souris très fines ;

2° Un bistouri d'ophtalmologie pour commencer l'inci-sion des méninges ;

3° Un ciseau d'ophtalmologie à un ou deux bouts mousses, pour continuer cette incision ;

4° De petits écarteurs d'ophtalmologie, pour la réclinaison des méninges ;

5° Mon crochet à bout mousse destiné soit à détacher les adhérences méningo-cérébrales ou méningo-médullaires, soit à aller dans le canal rachidien à la recherche des racines ;

6° Un bistouri à lame longue et étroite pour les incisions et les explorations encéphaliques profondes ;

7° Une douzaine d'aiguilles courbes, aplaties sur la courbe et à bords émoussés, pour la ligature des vaisseaux cérébraux, pour la suture des méninges et pour la suture des nerfs.

III. Instruments pour la suture des parties molles.

— Enfin, pour la fermeture des parties molles, les aiguilles de Reverdin, dont on aura deux exemplaires éprouvés, l'un droit, l'autre légèrement courbe, sont encore ce qu'il y a de meilleur.

Tel est le matériel instrumental des opérations nerveuses d'urgence.

On devra de préférence en avoir deux séries, l'une pour les opérations aseptiques, l'autre pour les opérations septiques ; ici, plus que partout ailleurs, l'infection joue dans le pronostic opératoire un rôle tellement essentiel que, pour ma part, je n'hésite pas à séparer absolument ces deux catégories d'instruments ; c'est peut-être à cela, du moins en partie, que je dois, depuis des années, de n'avoir eu, dans mes interventions nerveuses d'urgence, aucune infection opératoire.

Le matériel que je viens de décrire contient beaucoup d'instruments communs à toutes les opérations ; quelques-uns cependant sont spéciaux à certaines. Je crois donc utile de résumer ici le matériel des séries les plus importantes d'opérations nerveuses d'urgence.

I. *Opérations sur le crâne.* — A. En dehors de la région auriculaire ou sinuso-frontale : a) 1°, 2°, 3°, 4°, 5°, 6°, 7°, 8°, 9°, 11^b, 11^c ; b) 1°, 2°, 3°, 5°, 6°, 7° ; c).

B. A la région auriculaire ou sinuso-frontale. — a) 1°, 2°, 3°, 4°, 5°, 6°, 7°, 9°, 10°, 11^a, 11^b, 11^c ; b), 1°, 2°, 3°, 5°, 6°, 7° ; c).

II. *Opérations sur la colonne vertébrale.* — a) 2°, 3°, 4°, 6°, 7°, 9°, 10°, 11^b, 11^c ; b) 1°, 2°, 3°, 4°, 5°, 7° ; c).

III. *Opérations sur les nerfs.* — a) 1°, 2°, 4°, 6°, 7°, 9°, 10°, 11^b, 11^c ; b) 1°, 2°, 3°, 4°, 5°, 7° ; c).

Ajoutons qu'il est encore utile d'avoir, dans une boîte spéciale, le matériel de la ponction lombaire. Mathieu en a construit, sur mes indications, un modèle comprenant, sous un petit volume :

1° Deux canules graduées en millimètres pour permettre d'évaluer la pénétration de la pointe ;

2° Deux mandrins correspondants à manche large ;

3° Une seringue graduée à anses pouvant s'adapter à l'extrémité de la canule désarmée ;

4° Un embout métallique, adaptable également à la canule et fixé à un tube de caoutchouc que complète un tube de verre, pour mesurer la pression du liquide céphalo-rachidien.

Enfin il ne faut pas oublier qu'un certain nombre d'interventions nerveuses d'urgence sont des interventions orthopédiques, nécessitant la confection d'appareils plâtrés; nous verrons qu'il en est ainsi dans certaines fractures vertébrales et dans certaines sutures nerveuses. Le chirurgien devra donc avoir à sa disposition un sac contenant 5 kilos de plâtre à modeler qu'il vérifiera de temps en temps pour s'assurer qu'il n'est point éventé.

3° **Accessoires divers** (antiseptiques, hémostatiques, drains, pansements, etc.). — Enfin, à ce matériel instrumental doivent être joints des accessoires divers dont nous allons énumérer les principaux :

I. PRÉPARATION DE LA RÉGION. — Si à la colonne vertébrale, lors de la recherche des nerfs, on n'a à prendre que les précautions habituelles de désinfection locale, au savon et à la brosse, puis à l'alcool, puis au sublimé, au niveau du cuir chevelu il est nécessaire de prendre des mesures toutes particulières pour avoir une surface propre. Ce qu'il faut tout d'abord, c'est supprimer les cheveux, de préférence sur toute la surface du crâne, seul moyen d'assurer une bonne désinfection régionale, et moyen d'autant plus nécessaire que les cheveux sont plus longs et moins propres. On en enlèvera donc d'abord le plus possible avec des ciseaux, puis on en achèvera l'ablation, soit au rasoir, soit avec un savon épilatoire tel que la poudre au sulfite de baryum recommandée par Th. Lynn. Enfin on terminera par un dégraissage sévère à l'alcool et par une friction au sublimé ; toutes ces manœuvres devront se faire sans violence, de façon à ne point trop congestionner le cuir chevelu.

On aura en outre soin de bien nettoyer les yeux avec de l'eau boriquée, puis de désinfecter et de tamponner les conduits auditifs, afin d'isoler autant que possible les uns et les autres du champ opératoire.

II. HÉMOSTATIQUES. — Avec les pinces à forcipressure, des compresses de gaze stérilisée constitueront le meilleur hémostatique. Convenablement employées, elles suffisent presque dans les opérations sur la colonne vertébrale ; c'est tout au plus s'il est nécessaire d'y joindre deux ou trois ligatures. Elles sont aussi fort utiles dans les opérations sur

les nerfs, où l'on suivra les règles usuelles de l'hémostase
et où il n'est pas rare au contraire d'avoir à faire la ligature
d'artères plus ou moins importantes, surtout s'il s'agit d'un
traumatisme. Au crâne, enfin, l'hémostase est particulièrement délicate, et nécessite de l'expérience. J'ai dit le
rôle que doivent jouer mes pinces spéciales à mors plats. Les
compresses seront aussi fort utiles. En outre, si je n'ai pas
retiré grand bénéfice des solutions de gélatine, recommandées par Vidal, je considère comme tout à fait nécessaire
d'avoir à sa disposition soit de petits clous d'ivoire, soit
une pâte destinée à arrêter l'hémorragie veineuse diploïque
en comblant les orifices osseux par lesquels elle se fait.
Voici la composition que je lui donne :

```
Cire............................................   6 parties.
Huile..........................................   2    —
Antipyrine.....................................   1  partie.
Acide thymique.................................   1    —
```

J'ajoute qu'on ne devra employer ces moyens pour
arrêter l'hémorragie diploïque qu'après avoir essayé d'obli-
térer les orifices qui donnent par écrasement avec une
pince à bouts mousses. Quant aux hémorragies méningées
et cérébrales, on les préviendra ou on les arrêtera à l'aide
de ligatures au catgut 00, faites à notable distance du
point saignant, sans tractions sur le vaisseau très fragile, et,
d'ordinaire, en transfixant les tissus au-dessous de lui et en
passant le fil à l'aide d'une aiguille courbe à suture que l'on
possède dans sa boîte à instruments. Il est du reste très
rare que, l'opération terminée, on ait à faire des ligatures
des parties molles péricraniennes. Leur rabattement et leur
suture, que l'on ne terminera pas sans avoir expulsé le
sang accumulé sous le lambeau, suffiront, avec un peu de
compression, pour arrêter l'hémorragie ; je n'ai jamais eu
de déboires de ce côté.
En résumé, on aura à sa disposition comme hémostatiques :
1° Dans les opérations sur les nerfs, des compresses de
gaze stérilisée et un flacon de catgut n° 1 ;
2° Dans les opérations vertébrales, de grandes compresses stérilisées, et de petites compresses stérilisées
montées, qui suffiront presque toujours, avec quelques

pressions de pince sur les points osseux saignants ;

3° Dans les opérations cranio-cérébrales, des compresses stérilisées moyennes, de petites compresses montées, la pâte hémostatique indiquée ou des clous d'ivoire, du catgut 00.

III. Sutures. — Pour toutes les sutures dans les interventions nerveuses, j'emploie le catgut, soigneusement stérilisé et bien solide, parce qu'il est résorbable, et, dès lors, ne laisse point dans les tissus d'agent d'irritation permanente. Le 0 pour les sutures de nerfs, le 00 pour les sutures méningées, le 2 pour les sutures profondes et superficielles des parties molles sont les numéros préférables.

On aura également du fil d'argent bien recuit, utile si l'on a à exécuter des sutures osseuses ou des ligatures apophysaires.

IV. Drainage. — Dans bon nombre d'opérations de chirurgie nerveuse d'urgence, il est utile d'établir un drainage, soit qu'on veuille parer à l'accumulation du sang comme lors des lamnectomies, soit qu'on ne soit pas absolument sûr de l'asepsie de la plaie, comme dans tous les traumatismes ouverts, soit qu'on soit sûr de sa septicité, comme dans les opérations pour abcès intra-encéphalique. Dans toutes ces circonstances, on emploiera omme drains des mèches de gaze stérilisée, préparées à l'avance à l'aide de gaze assez serrée, ou de batiste légère, et soigneusement ébarbées, pour éviter que des fils ne restent dans la plaie, lors de l'ablation de la mèche, et pour faciliter son déplacement. Les drains de catgut et, à plus forte raison, les drains de caoutchouc ou d'autre substance plus ou moins dure et altérable sont particulièrement défectueux dans les opérations dont nous parlons, au voisinage d'organes aussi sensibles que les organes nerveux centraux ou les nerfs.

V. Pansement. — Pour les pansements, on aura des compresses de gaze ourlées et stérilisées, conservées dans des boîtes cachetées, vérifiées et repassées à l'étuve tous les quinze jours. Ces compresses suffiront à tous les pansements. On les recouvrira d'une couche plus ou moins épaisse de coton stérilisé, et l'on fixera le tout à l'aide de bandes élastiques Velpeau, véritablement indispensables pour faire un pansement de tête bien fait et léger, très supérieures aussi pour les pansements du corps et des membres. Il en existe du reste de largeurs différentes qui se prêtent plus ou moins bien à ces différents usages.

VI. Liquides aseptiques et antiseptiques. — Pour un bon nombre d'opérations nerveuses d'urgence, il est utile d'avoir à sa disposition des liquides, d'autant plus qu'on est moins sûr de l'asepsie de son champ opératoire et du milieu où l'on opère. Dans la grande majorité des cas, on se contentera d'eau bouillie ; on y placera les instruments et l'on en aura une cuvette pour y tremper ses mains de temps en temps. S'il est nécessaire de laver une plaie infectée ou douteuse, on se servira d'une solution faible de sublimé, qu'on mettra le moins possible en contact avec les tissus nerveux où elle peut déterminer des réactions irritatives fâcheuses, et qu'on emploiera tiède. Les grands lavages, même lorsqu'il y a suppuration localisée, abcès cérébral, par exemple, sont inutiles, sinon nuisibles.

VII. Agents utiles en cas de shock. — Enfin, à son matériel pour les opérations nerveuses d'urgence, le chirurgien se trouvera bien de joindre les divers agents susceqtibles de lui être utiles en cas de shock traumatique ou opératoire, particulièrement fréquent dans les lésions du système nerveux que nous avons ici en vue, surtout dans celles du système nerveux central.

Dans les formes dépressives, qui sont les plus communes, c'est la caféine qui est le meilleur agent, avec l'alcool en grog chaud si la déglutition est possible, ainsi que tous les moyens physipues susceptibles de réchauffer le malade, et, à la dernière extrémité, la traction rythmée de la langue.

Dans les formes avec excitation, « le remède héroïque serait, d'après Dercum, le musc donné dans un lavement mucilagineux à la dose de 15 à 20 grammes avec XV gouttes de laudanum ». On se trouverait bien, d'après Roger, d'y joindre les différents moyens susceptibles d'empêcher l'exhalation ou d'augmenter la production de l'acide carbonique dans le sang. Le seul pratique est l'électrisation des muscles. Dans les rares cas où nous avons été à même de les employer, ces moyens nous ont semblé d'une utilité bien précaire, de même que le chloral et les autres calmants du système nerveux. En réalité, si l'on a encore quelque action utile dans le shock à forme dépressive, on est désarmé contre le shock à forme excitative.

Tels sont les éléments du matériel nécessaire pour exécuter avec sécurité les interventions diverses de la chirurgie nerveuse d'urgence.

Il est en outre tout particulièrement utile que, dans les opérations de ce genre où le siège de l'opération n'est pas nettement indiqué par la localisation même de l'action traumatique ou par des symptômes locaux manifestes, le chirurgien ait à sa disposition les moyens de bien déterminer le siège du mal et de localiser sans intervention.

Ces moyens sont de deux sortes :

1° *Radiographie*. — La radiographie est utile dans les lésions des nerfs par fracture ou par coup de feu, utile aussi dans les coups de feu vertébraux, plus utile encore dans les coups de feu cérébraux. On comprend que nous ne puissions insister ici, ni sur le matériel radiographique, ni sur ses utilisations ; nous noterons toutefois, à propos des coups de feu encéphaliques, les conditions très spéciales dans lesquelles il peut être employé et la manière dont il faut se servir des indications qu'il est susceptible de fournir.

2° *Neurotopographie*. — Les données neurotopographiques permettent, en se basant sur l'étude des symptômes fonctionnels et sur les rapports réguliers entre les régions physiologiques du système nerveux et des points de repère directement appréciables, d'atteindre ces régions. Nous en étudierons les éléments, au début des trois chapitres dans lesquels nous allons décrire les interventions d'urgence susceptibles d'être exécutées sur les trois grandes parties du système nerveux : l'encéphale, la moelle et les nerfs.

II. — INTERVENTIONS D'URGENCE CRANIO-ENCÉPHALIQUES.

1. — DONNÉES CRANIOTOPOGRAPHIQUES.

On sait combien sont nombreux les procédés proposés pour obtenir sur le vivant les données craniotopographiques utiles dans un bon nombre d'interventions d'urgence sur l'encéphale. Procédés pour quelques-uns excellents, pour la plupart complètement inutilisables. Nous nous abstiendrons, bien entendu, même de les énumérer et nous contenterons de résumer celui que nous avons établi et que nous employons depuis une quinzaine d'années avec de bons résultats constants. Il a pour lui les avantages d'être simple, d'être applicable à tous les crânes, quels que soient l'âge, le sexe ou la race du malade, et de n'avoir pas à tenir compte de la position de la tête, conditions qui résultent non seulement de nos constatations cliniques, mais encore des très nombreuses recherches cadavériques que nous avions faites pour l'établir.

Voici sa description :

Comme points de repère, nous admettons le nasion, l'inion, et le bord supérieur du tubercule rétro-orbitaire, situé à la partie moyenne du rebord orbitaire externe, trois points faciles à préciser chez tous les sujets.

Nous commençons par tracer la ligne médiane naso-iniaque et par marquer les points correspondants à ses 45/100 (point prérolandique), à ses 55/100 (point rolandique), à ses 70/100 (point sylvien), à ses 80/100 (point parallèle), à ses 95/100 (point du pressoir). Le chiffre centimétrique correspondant dans un cas donné à ces points est absolument simple à déterminer : il suffit de multiplier la longueur naso-iniaque trouvée par le chiffre correspondant au point cherché : 55 s'il s'agit du point rolandique, 70 s'il s'agit du point sylvien, et de considérer les deux derniers chiffres obtenus comme des décimales. Soit 30 comme distance naso-iniaque trouvée sur un sujet; la distance du nasion au point rolandique sera chez lui de $30 \times 55 = 16,50$; celle du nasion au point sylvien de $30 \times 70 = 21,00$; de même pour les autres points.

Ces points déterminés, du bord supérieur du tubercule rétro-orbitaire, nous menons trois lignes aboutissant au point sylvien, au point parallèle et au point du pressoir. La première, ligne sylvienne, suit la scissure de Sylvius; la seconde, ligne parallèle, suit le sillon parallèle temporal; la troisième, ligne temporo-sinusale, traverse les deuxième et troisième circonvolutions temporales d'avant en arrière, puis suit la portion horizontale du sinus latéral jusqu'au pressoir, entre le lobe occipital en haut et le cervelet en bas. A la jonction des deuxième et troisième dixièmes de la ligne sylvienne, on mène encore une ligne allant aboutir au point prérolandique, et à la jonction de ses troisième et quatrième dixièmes une autre ligne allant aboutir au point rolandique. Ces deux nouvelles lignes sont : la ligne prérolandique, correspondant au sillon prérolandique, et la ligne rolandique, correspondant au sillon de Rolando.

On voit que les cinq lignes de notre construction topographique ont l'avantage exceptionnel de correspondre chacune à un accident capital de la surface cérébrale : en les divisant en dixièmes, on peut repérer sur le crâne tous les points de l'encéphale importants au point de vue de sa chirurgie. En pratique, c'est presque toujours du sillon de Rolando qu'il s'agit. Nous avons en effet, en avant des trois premiers dixièmes de la ligne rolandique, les centres de la parole et de la face; au niveau des trois dixièmes suivants, les centres des mouvements des membres supérieurs; au niveau des dixièmes 7, 8 et 9, les centres des membres inférieurs, le dernier dixième correspondant au sinus longitudinal et au sillon interhémisphérique. Quant au centre de la surdité verbale dont nous verrons l'intérêt pratique à propos du traitement des abcès cérébraux otiques, il se trouve dans le quadrilatère limité par les points 3 et 4 des lignes sylvienne et temporale.

Ajoutons, relativement à l'artère méningée, que son

tronc coupe de bas en haut les lignes temporo-sinusale, parallèle et sylvienne au milieu de leur second dixième, puis que sa branche antérieure va suivre la ligne prérolandique et sa branche postérieure la ligne parallèle, à laquelle elle est légèrement sus-jacente.

Il va de soi que dans chaque cas l'on réduira la construction craniotopographique aux lignes indispensables.

Soit à rechercher le centre du langage. Supposons que, chez notre sujet, la distance naso-iniaque soit de 23, et, par conséquent, le point sylvien à $23 \times 70 = 16,10$ et le point prérolandique à $23 \times 45 = 16,35$. Du tubercule rétro-orbitaire au point sylvien on mène la ligne sylvienne, puis du second dixième de cette ligne au point prérolandique la ligne prérolandique dont il suffit de déterminer les deux premiers dixièmes.

Il nous semble inutile de multiplier ces exemples.

2. — INDICATIONS.

Abordons maintenant l'étude des indications de la chirurgie cranio-encéphalique d'urgence.

I. — TRAUMATISMES.

Les traumatismes fournissent, bien entendu, en chirurgie cranio-encéphalique d'urgence, les indications d'intervenir les plus communes, indications où les traumatismes par coup de feu, les traumatismes par instruments piquants ou tranchants et les traumatismes par agent contondant (choc d'un corps dur ou chute) constituent trois catégories bien tranchées, faciles à distinguer, dans la très grande majorité des cas, au premier coup d'œil jeté sur le blessé.

1° TRAUMATISMES PAR COUP DE FEU.

En pratique civile, les traumatismes péricranio-cranio-encéphaliques ne sont produits que tout à fait rarement par des armes à grande puissance pénétrante telles que les fusils et les revolvers d'ordonnance, et, dans ces derniers cas, comme il s'agit presque toujours de suicide ou de meurtre, c'est-à-dire de coups de feu à très courte distance, les dégâts sont énormes ; que le projectile ait été tiré par la bouche, par la tempe, ou par la mastoïde, dans le suicide, qu'il ait pénétré par quelque point que ce soit dans un meurtre, sa pénétration s'accompagne de fractures irradiées multiples, d'éclatement du crâne, de perforation double avec dilacération et transformation en bouillie de la masse encéphalique dans une zone considérable, autour du trajet de la balle, ou même dans toute son étendue. On se trouve mis en présence d'un mourant, sur lequel il n'y a rien à tenter.

Ce n'est que dans de très rares circonstances, par exemple si l'accident a été produit à grande distance par une balle perdue de tir, que les lésions sont moins diffuses, et guère plus graves qu'avec les armes ordinaires. La conduite à suivre sera alors à peu près la même que dans les coups de feu par armes de faible puissance pénétrante.

Ceux-ci sont du reste à très peu près les seuls qu'on observe en pratique civile et doivent être envisagés dans deux conditions différentes.

A. **Le projectile a frappé ou pénétré la cavité cranienne par la voûte.** — C'est le cas le plus fréquent : *s'il s'agit d'un suicide*, la balle a frappé le plus souvent la tempe droite ; *s'il s'agit d'une rixe*, c'est le front qui le plus souvent est blessé ; *s'il s'agit d'un meurtre*, c'est n'importe quel point, avec une préférence pour l'occiput ou le vertex. Quoi qu'il en soit, dès que vous vous trouvez en présence du blessé, soit anxieux et agité, soit au contraire déprimé ou même complètement inconscient, sans qu'on puisse tirer de ces circonstances, envisagées en elles-mêmes, de conclusions pronostiques aussi fermes que l'on pourrait croire, vous devez intervenir, et dans un double but : désinfecter autant que possible la plaie ; arrêter l'hémorragie. Heureux si, au cours de l'intervention ainsi entreprise, vous réussissez à trouver et à extraire la balle ; mais vous ne devez pas intervenir dans le but de l'enlever, ni mener votre opération dans ce but : il ne doit être qu'accessoire.

Donc, après avoir donné au blessé quelques bouffées de chloroforme et, surtout, bien immobilisé la tête, tenue par un aide spécial, on désinfecte la région traumatisée, plus ou moins brûlée par la poudre et souillée de caillots adhérents aux cheveux. Les ciseaux, puis le rasoir, ou la pâte épilatoire enlèveront ceux-ci largement, autant que possible sur la moitié ou les deux tiers du crâne. Puis on fera un lavage aussi complet que possible, au savon, à l'éther et à l'alcool, successivement. Un orifice se montrera, d'autant plus noirci de grains de poudre que le coup de feu aura été tiré de plus près. Il ne sera pas exploré, mais deviendra le centre d'une incision soit en croix, soit en fer à cheval à base inférieure, allant jusqu'à l'os et délimitant des lambeaux qui seront détachés, périoste compris, de la surface cranienne.

Dans des cas exceptionnellement heureux, la balle reste dans le lambeau : *la lésion était limitée au péricrâne*; rien n'est alors plus simple que de l'extraire, de nettoyer son trajet très court, et de suturer.

Dans d'autres cas, également très heureux, la balle, tirée presque tangentiellement au crâne ou de très faible force pénétrante, s'est déviée sur lui et *a creusé à la surface de l'os une gouttière* qui aboutit, soit à une poche où elle s'est logée, soit à son orifice de sortie; ici encore la conduite est des plus simples : désinfecter le trajet, en en supprimant les parties trop dilacérées, le suivre, enlever la balle si elle n'est pas ressortie, placer une petite mèche de gaze faisant saillie au dehors soit par l'orifice d'entrée, soit par les orifices d'entrée et de sortie; suturer.

Jusqu'à présent, le projectile n'a pas touché l'os, ou n'a fait que l'effleurer. Ces cas sont exceptionnels.

Peu fréquents également les cas où la balle *a pénétré l'os sans le dépasser*. Ils sont du reste assez différents les uns des autres. Tantôt la balle, aplatie en champignon, est restée à sa surface, le déprimant plus ou moins, ou y déterminant quelques fêlures étoilées; alors, après l'avoir enlevée, on peut, si la dépression est minime, si elle porte sur une région où l'os est épais, ne point s'en occuper, au moins provisoirement, car il est plus que probable qu'un projectile qui n'a pas eu la force de pénétrer l'os n'a pas produit de lésion sous-jacente; si, au contraire, la dépression est accentuée, ou si elle porte en une région de la voûte à os mince, mal pourvu ou dépourvu de diploé, telle que l'écaille temporale, les bosses occipitales, il devient nécessaire d'appliquer une couronne de trépan au point déprimé et d'agrandir l'orifice à la pince emporte-pièce. Tantôt la balle a plus ou moins pénétré l'os, en s'y enclavant; il faut alors l'enlever, en la saisissant avec une pince tire-balle, puis agrandir l'orifice à la gouge et à la pince emporte-pièce, en mettant largement à nu la partie contusionnée des méninges et drainer le foyer osseux, ou, si l'on n'a pu extraire la balle, l'enlever avec l'os environnant à l'aide d'une large couronne de trépan. Il est imprudent de substituer à l'une ou à l'autre de ces façons d'agir l'attaque de l'os à la gouge ou au maillet, surtout si la balle n'a pu être tout d'abord extraite, car on ne sait jamais au juste, en opérant, quel est le degré d'intégrité des méninges sous-jacentes et l'on pourrait, d'un faux mouvement, enfoncer la balle ou une esquille dans le tissu encéphalique, où elle se perdrait. Tantôt enfin la balle, après avoir traversé tout l'os, a glissé entre sa face profonde et la face externe de la dure-mère, à plus ou moins grande distance : c'est là une circonstance exceptionnelle, dont on se rendrait compte en explorant, tout autour de l'orifice osseux chirurgical, avec une sonde cannelée, pour trouver le trajet, selon la direction duquel on enlèverait progressivement l'os, à la pince emporte-pièce, jusqu'à découverte du projectile.

Il est plus rare encore que *la balle, après avoir traversé l'os et les méninges, s'arrête à la surface du cerveau,* qu'elle contusionne localement et où l'on peut la cueillir après avoir incisé les méninges en fer à cheval, autour de leur perforation. La balle enlevée, le foyer désinfecté et déblayé des caillots et débris de tissu qui peuvent s'y trouver, on excisera la partie dilacérée de la dure-mère autour de sa perforation, on suturera le lambeau méningé et l'on glissera par son orifice traumatique une petite mèche de gaze qui viendra ressortir par un angle du lambeau péricranien, également suturé. Cette mèche sera enlevée au bout de quarante-huit heures et un solide pansement compressif sera alors placé et laissé une semaine, sauf alerte.

Reste à examiner la conduite à suivre dans la plus commune des circonstances que rencontre le chirurgien en allant à la recherche d'une balle tirée sur la voûte cranienne : lorsque *la balle, après avoir traversé le péricrâne, l'os, les méninges, s'est enfoncée dans la substance encépha-*

lique. Déjà, par les circonstances de l'accident, l'examen du projectile, la constatation de l'état grave du blessé, on a pu soupçonner cette pénétration. Cette probabilité est devenue une certitude au cours de l'intervention. En effet, après avoir taillé et rabattu le lambeau de parties molles perforé par le projectile, trouvé dans le crâne un foyer de dégâts relativement étendu avec orifice, foyer qu'il a détergé et autour duquel il a réséqué l'os pour mettre largement à nu les parties sous-jacentes, trouvé la dure-mère perforée et taillé sur elle un lambeau qu'il a rabattu, le chirurgien se trouve en présence d'une zone corticale réduite en bouillie, semée de petits caillots, de petites esquilles ; la balle n'est pas visible, mais elle a sûrement pénétré plus loin. Il lui faut alors déterger ce foyer, c'est-à-dire extraire les esquilles avec une pince, enlever par frottement avec une compresse de très fine gaze stérilisée les débris de tissu encéphalique et les caillots, puis, avec une extrême prudence, explorer à la sonde cannelée, sans aucune pression, le foyer, en limitant systématiquement son exploration à une profondeur de 3 centimètres. La sonde cannelée heurte-t-elle un corps dur, c'est la balle ou une esquille et il est tout indiqué d'essayer de l'enlever avec une pince tire-balle glissée le long de la sonde ouverte et ramenée seulement lorsque la prise sera bonne. Ce sera presque facile s'il s'agit d'une esquille, très difficile s'il s'agit du projectile, que le chirurgien aura la plus grande crainte de sentir glisser le long de sa pince et s'enfoncer plus loin. Si cela arrivait, il ne devrait pas s'obstiner ; 3 centimètres, je l'ai dit, sont la limite de son action, et à cause de la diffluence du tissu dans lequel il opère, et à cause du voisinage des ventricules où il peut déterminer une hémorragie et faire tomber la balle. En résumé, cette exploration à la sonde cannelée aura bien plutôt pour but de désinfecter le trajet sur une profondeur déterminée et d'en enlever les corps étrangers qui pénètrent rarement plus loin, que de découvrir le projectile. Cette désinfection sur une profondeur déterminée sera complétée en dirigeant sur le foyer encéphalique, à faible pression, un jet d'eau à 25°, qui chassera les débris dilacérés et inutiles de tissu cérébral, fera peut-être découvrir quelques nouveaux fragments osseux, quelques filaments de parties molles ou dc méninges, enfin permettra d'appliquer une mèche de gaze stérilisée qui, à travers l'orifice traumatique de la dure-mère suturée, à travers l'orifice osseux, à travers l'orifice du lambeau péricranien lié ou suturé et drainé à part avec une autre mèche sous-osseuse, viendra aboutir sous un pansement épais et compressif.

Quelquefois, dans les rares cas où il a eu une force pénétrante suffisante, *le projectile a traversé toute la cavité cranienne* ; à l'extrémité opposée du diamètre passant par son orifice d'entrée, à la tempe gauche, par exemple, s'il a pénétré par la tempe droite, on voit un orifice cutané ou l'on sent un soulèvement osseux. Le chirurgien doit alors, après avoir désinfecté le trajet du côté de l'orifice d'entrée, sans bien entendu s'y attarder à rechercher la balle, désinfecter également, et de la même manière, le second foyer ; il a des chances d'y rencontrer le projectile, qu'ici encore, toutefois, il ne devra pas non plus s'obstiner à chercher, car il a fort bien pu se réfléchir sur la paroi osseuse et plonger à nouveau dans la substance encéphalique par un second trajet à angle plus ou moins aigu par rapport au premier. D'autre part, si l'entrée du projectile se trouve au vertex, ou à l'occiput, sa sortie peut s'être faite par les fosses nasales, le pharynx, du côté desquels la présence de mucosités sanguinolentes attirera l'attention. Dans ce cas, même s'il y a doute, on se trouvera bien de pratiquer la désinfection naso-pharyngée méthodique (Voy. p. 49).

En résumé, en présence d'un coup de feu tiré par la voûte, le devoir essentiel du chirurgien d'urgence est de *désinfecter*, d'éviter si possible le terrible écueil de la méningo-encéphalite.

Parfois, à ce devoir s'en joindra un autre, celui d'*arrêter une hémorragie pressante*. Dans les coups de feu de la voûte, c'est une exception, et, en règle générale, l'hémorragie ne compte pas ; elle est presque nulle et celle qui se produit au cours de l'intervention est une hémorragie purement et simplement opératoire, à traiter selon les règles générales que nous avons indiquées. C'est tout à fait exceptionnellement qu'un sinus, une grosse artère, telle que l'artère méningée, sont lésés par le projectile ou par une esquille. Alors, à l'indication d'urgence de la désinfection se joindra l'indication d'urgence de l'hémostase. On y répondra en suivant les règles que nous indiquerons à propos des grandes hémorragies dans les fractures proprement dites du crâne, où elles sont beaucoup plus communes.

B. **Le projectile a frappé ou pénétré la cavité cranienne par un autre point que la voûte.** — La conduite à suivre est variable suivant le point traumatisé.

a. Le projectile a frappé au niveau des sinus frontaux. — La marche de l'intervention sera à très peu près la même que lorsque la voûte a été frappée. Cependant la pénétration intracranienne est plus rare, et il arrive que la balle se loge dans le sinus lui-même : on devra donc en déterger la cavité avec soin et l'explorer, pour enlever cette balle si possible et pour examiner la paroi postérieure, paroi cranienne, du sinus que l'on n'hésitera pas à sacrifier si elle est le siège d'une lésion un tant soit peu sérieuse, d'autant qu'il n'est pas rare que, derrière elle, se fasse un petit hématome, par l'extrémité antérieure du sinus longitudinal. On n'oubliera pas que les sinus frontaux sont en communication avec les fosses nasales, qui devront être soigneusement désinfectées et tamponnées, pour éviter que les caillots qui y sont tombés ne s'infectent et n'infectent le foyer opératoire. Puis, si l'on est sûr de la propreté de celui-ci parce qu'on aura tout enlevé, éclats, esquilles, balle, on suturera par première intention ; autrement on drainera avec une mèche de gaze stérilisée que, dans les cas favorables, on enlèvera le plus rapidement possible pour éviter, si faire se peut, une fistule sinusale.

b. Le projectile a frappé par l'orbite. — Il a pu y pénétrer, soit en arrière par la partie antérieure de la tempe, soit en avant du côté du globe oculaire.

Si la balle a pénétré par la partie antérieure de la tempe, le chirurgien, en présence des symptômes oculaires, immobilité de la pupille, cécité si le malade a sa connaissance, ignore presque toujours si la balle a été dans la cavité cranienne léser le chiasma, ou si, avant d'y pénétrer par la paroi interne ou supérieure de l'orbite, elle a été, dans la cavité orbitaire, léser le nerf optique. Il ignore même, ajoutons-le, d'ordinaire, s'il ne s'agit pas d'une balle uniquement péri-orbitaire et ayant provoqué de la commotion cérébrale de voisinage. Le gonflement palpébral intense, la protrusion du globe et les troubles de ses mouvements sont en faveur de la lésion intra-orbitaire des conducteurs optiques; la bilatéralité des troubles visuels en faveur de leur lésion intracranienne au niveau du chiasma; enfin les troubles cérébraux, surtout à forme de commotion, en faveur de la pénétration intracranienne primitive ou secondaire de la balle. Quoi qu'il en soit, l'intervention doit toujours être exécutée : elle prendra pour guide les lésions rencontrées. Une incision demi-circulaire, à convexité antéro-supérieure dont le sommet aboutit à l'angle supéro-externe du rebord orbitaire, suivant dans sa partie inférieure le rebord externe de l'orbite et le zygoma, ira à fond jusqu'à l'os, ce qui permet de désinsérer le temporal dans sa moitié antérieure, de décoller à la sonde cannelée son bord antérieur de la gouttière verticale formée par la paroi externe de l'orbite, puis, en réclinant le muscle en arrière, de découvrir la grande aile du sphénoïde et les parties voisines du frontal, du pariétal et du temporal. On voit alors l'orifice osseux créé par le projectile, et, suivant les règles déjà indiquées, on l'agrandit, soit en enlevant les esquilles, soit à la gouge et au maillet, puis à la pince emporte-pièce, instruments dont l'usage est ici très facile, étant donnée la minceur de l'os. Une fois la paroi osseuse ouverte, on sait à peu près où l'on va. Si c'est dans la cavité cranienne, comme il y a beaucoup de chances pour que la balle soit fort loin, il faut déterger et nettoyer suivant les règles que nous avons indiquées à propos des coups de feu de la voûte, puis drainer à la gaze, en faisant passer la mèche en avant du muscle temporal, jamais par le trajet musculo-cutané de la balle, qui doit être désinfecté à part. Il ne faut pas oublier du reste que, même ainsi fait, le drainage reste peu satisfaisant et qu'il faudra s'assurer toutes les vingt-quatre heures, en l'absence de toute alerte, s'il n'y a point de rétention. Si l'ouverture de la paroi cranienne a conduit dans l'orbite, c'est un nettoyage complet de sa partie rétro-oculaire qu'il faut exécuter : prudemment pour ne pas léser les organes qui ne le seraient pas, mais largement, pour explorer les parois interne et surtout supérieure de la cavité, savoir si la balle ne les a pas fracturées ou même si elle n'a pas pénétré secondairement dans le crâne. Dans ce cas, la paroi orbito-cranienne serait traitée comme toute paroi cranienne lésée par une balle, et le foyer cérébral, s'il existe avec sa bouillie caractéristique, mis en large continuité avec la cavité opératoire. Une pince à demeure ou, si cela est possible, un fil sur l'artère ophtalmique, le tamponnement du fond de l'orbite par une partie de la mèche de gaze qui va servir au drainage, suffiront à l'hémostase de celle-ci. Reste à savoir par où faire ressortir le drain : si le nerf optique n'est pas lésé ou n'est que contusionné, on sera, je crois, autorisé à le faire passer entre le rebord orbitaire et le muscle temporal, malgré la défectuosité de cette conduite ; si le nerf optique est sectionné, ce qui est la règle, et que, par conséquent, la vision soit définitivement perdue, surtout si cette section est accompagnée de pénétration encéphalique secondaire de la balle, on aura tout intérêt à énucléer un globe oculaire désormais inutile, peu ou pas mobile, doué d'une vitalité précaire, et à drainer largement, à pleine orbite, par tamponnement de la cavité vidée : ici l'indication vitale prime tout, et le seul moyen de la remplir, c'est de parer à la méningo-encéphalite.

A plus forte raison, *si la balle a pénétré par la partie antérieure de l'orbite*, en détruisant le globe, faut-il le sacrifier sans scrupule. Dans ce cas, bien entendu, l'intervention progressera d'avant en arrière, en suivant autant que possible le trajet du projectile. D'ordinaire la paupière supérieure est perforée et énormément œdématiée ; on devra donc agrandir la fente palpébrale en dehors, récliner fortement les deux paupières, puis vider l'orbite en faisant successivement basculer le globe dans tous les sens et en coupant ce qui se présente. Un tamponnement extemporané arrêtera l'hémorragie et permettra de constater et de traiter, comme nous l'avons indiqué tout à l'heure, la perforation cranienne, située d'ordinaire à la voûte orbitaire. Une pince à demeure sur l'artère ophtalmique et le tamponnement de l'orbite termineront l'opération.

On n'oubliera pas que, dans un certain nombre de coups de feu orbito-craniens, soit temporaux, soit antérieurs, la cavité nasale est mise en communication avec le foyer traumatique ; si la moindre hémorragie de ce côté le fait soupçonner, on fera bien de désinfecter et de tamponner les fosses nasales suivant les règles que nous indiquerons à propos des fractures de la base.

c. LE PROJECTILE A FRAPPÉ OU PÉNÉTRÉ LA PAROI CRANIENNE AU NIVEAU DU NASO-PHARYNX. — C'est ce qui a lieu dans certains coups de feu de la face et dans les suicides où le canon de l'arme, introduit dans la bouche, est dirigé par en haut; s'il est dirigé horizontalement, c'est le bulbe ou même la moelle cervicale supérieure qui est lésée. Quoi qu'il en soit, dans tous les cas la conduite à suivre est la même et malheureusement bien précaire : désinfecter et tamponner le naso-pharynx. On n'aura à faire plus que si le projectile est venu sortir, ou tenter de sortir, au vertex ou à l'occiput : circonstance rare, en dehors d'un état général assez grave, pour s'opposer à la désinfection et au drainage de ce foyer de sortie.

d. LE PROJECTILE A FRAPPÉ OU PÉNÉTRÉ LA PAROI CRANIENNE PAR LA RÉGION AURICULO-MASTOÏDIENNE. — Les *balles pénétrées par le conduit auditif et restées dans ce conduit* seront extraites selon les règles utilisées pour tous les corps étrangers du conduit et sur lesquelles nous n'avons pas à insister; celles qui, au lieu de rester dans le conduit, ont traversé ses parois osseuses pour gagner le rocher ou l'endocrâne ne doivent au contraire jamais être de ce côté l'objet de tentatives d'extraction : il faut les attaquer par la voie rétro-auriculaire, comme les balles mastoïdiennes profondes.

Les *balles pénétrées par la région mastoïdienne* peuvent rester plus ou moins superficiellement enclavées dans l'os ; on les extraira après avoir agrandi l'orifice osseux à la gouge et au maillet, en prenant grand soin de ne pas les refouler avec l'instrument vers la profondeur et en vérifiant si, après leur ablation, ne restent pas des esquilles qu'il faudrait enlever ou du tissu spongieux plus ou moins écrasé et imprégné de sang qu'il faudrait cureter. La recherche des balles mastoïdiennes devenues profondes, avec paralysie faciale due à la lésion du nerf facial et surtout avec symptômes cérébraux dus à la pénétration intracranienne, est singulièrement plus difficile et plus grave. Le chirurgien, en déplaçant quelque esquille, peut provoquer une hémorragie sinusale contre laquelle il devra faire un bourrage du sinus au catgut, ou même une hémorragie carotidienne contre laquelle il n'aura d'autre ressources que la ligature de la carotide primitive. C'est dire que, en l'absence de l'une de ces hémorragies, survenant spontanément, on fera peut-être bien de borner son intervention au nettoyage de la partie superficielle du trajet du projectile, d'autant que celui-ci, s'il est resté dans l'os, même profondément, peut être toléré, et, s'il a pénétré dans la cavité cranienne, est certainement introuvable et très probablement destiné à provoquer une méningo-encéphalite mortelle. L'intervention sera, bien entendu, complétée par la désinfection et le bourrage du conduit auditif externe, presque toujours en communication avec le foyer traumatique, et par la désinfection du naso-pharynx qui, par la trompe d'Eustache, peut servir de point de départ à une infection secondaire. Il va du reste de soi, qu'en présence d'une hémorragie sinusale spontanée, le chirurgien devra d'urgence aller tamponner le sinus et que, s'il se fait une hémorragie carotidienne, traversant tous les tampons et pansements d'un sang rouge que d'autre part le blessé déglutit abondamment, on devra, sans hésiter, exécuter classiquement la ligature de la carotide primitive. Dans ces deux cas, la complication qu'on pouvait craindre de provoquer a été la conséquence du traumatisme même et, devant l'urgence de l'indication vitale, le devoir est de ne pas hésiter.

Telles sont les interventions d'urgence que peuvent nécessiter les coups de feu cranio-encéphaliques : interventions singulièrement différentes comme gravité, depuis la simple « prise » d'une balle à la surface d'un crâne peu ou point lésé, jusqu'à sa recherche au fond du rocher, au voisinage de vaisseaux énormes. *Toutes ces interventions ont surtout un but de nettoyage et de désinfection ; leur intention est d'éviter la suppuration locale, surtout la méningo-encéphalite. La recherche et l'extraction de la balle y doivent jouer un rôle absolument secondaire.* C'est pour cette raison et c'est aussi parce que le chirurgien, en présence d'un cas d'urgence, aura bien rarement le temps d'y avoir recours, que nous avons négligé les moyens accessoires de découvrir le projectile.

Nous devons toutefois les signaler. Ce sont : la recherche électrique de la balle, sa recherche radiographique.

1° *Recherche électrique de la balle.* — La recherche électrique de la balle est certainement, de ces deux moyens, le plus rapide de préparation et d'application. Si le chirurgien possède l'explorateur de Trouvé dont le contact avec le projectile ou un de ses fragments est décelé par une sonnerie, il aura tout intérêt à ne pas le négliger, surtout s'il s'agit d'une de ces balles mastoïdiennes profondes dont le trajet est si incertain et si délicat à explorer. Bien entendu, la partie de l'explorateur électrique destinée à être introduite dans la plaie devra être stérilisée comme tout instrument.

2° *Recherche radiographique de la balle.* — La recherche radiographique de la balle sera encore moins fréquemment applicable en chirurgie d'urgence. Le blessé est sur la table, le temps presse ; il faut parer à un danger menaçant. Le chirurgien va-t-il prendre le temps de quérir un radiographe? Si même il l'a d'emblée à sa disposition, avec tous ses appareils, va-t-il lui donner le temps, je ne dis pas d'exécuter une simple radiographie, ce qui, ne demandant que quelques secondes, est malheureusement sans utilité dans le cas particulier, mais d'exécuter les radiographies multiples et les calculs nécessaires pour localiser la balle ou les balles? J'en suis d'autant moins partisan que cette détermination topographique, qui peut mener dans certains cas à découvrir une balle relativement superficielle, entraînerait certainement, dans un plus grand nombre, à prolonger et à aggraver une intervention qui va porter sur un tissu rendu diffluent à l'extrême par le traumatisme. Ce n'est pas seulement parce que la balle a des chances de rester introuvable qu'il faut, dans ces cas, rester systématiquement superficiel, c'est parce qu'on doit aussi tenir compte de l'excessive fragilité du tissu encéphalique et de ce fait que le trajet des balles encéphaliques est, ainsi que me l'ont prouvé des recherches déjà anciennes, seulement septique dans ses premiers centimètres. Ayant surtout pour but de parer à l'infection, il est inutile d'aller très loin. Est-ce à dire que je dédaigne l'emploi de la radiographie dans le traitement des balles intracraniennes? Rien n'est plus loin de ma pensée; je l'écarte de leur traitement d'urgence, en lui conservant toute sa place, qui est essentielle, primordiale, dans le traitement des accidents déterminés parfois ultérieurement par la balle, où c'est bien celle-ci qu'il faut aller chercher, et où les procédés perfectionnés de radio-topographie encéphalique, tels que ceux de Contremoulins, de Rémy, d'autres encore, permettent seuls des interventions hier encore absolument impossibles.

C. Interventions secondaires d'urgence. — Ajoutons, avant de terminer l'étude des lésions cranio-encéphaliques par coup de feu, que ce n'est pas seulement lorsqu'elles viennent de se produire qu'elles réclament des interventions d'urgence, mais parfois encore à une période plus ou moins éloignée du traumatisme.

Il peut arriver tout d'abord que le chirurgien ne soit appelé auprès du blessé que lorsque les accidents septiques se sont déclarés. S'ils sont localisés, s'il s'agit d'une suppuration limitée ou profonde, il est indiqué plus que jamais de désinfecter aussi complètement que possible ; après large ouverture du foyer, le lavage à l'eau stérilisée avec le bock à faible pression, entraînant les débris septiques, sera la meilleure conduite à suivre. On devra laisser de côté, plus encore qu'avec un foyer traumatique non encore infecté, toute recherche profonde de la balle. Si les accidents septiques sont diffus et qu'il s'agisse de méningo-encéphalite, le mieux sera de s'abstenir complètement : les grands lavages mêmes sont alors sans aucune espèce d'utilité.

Il peut arriver aussi que le chirurgien soit appelé auprès d'un individu qui a reçu autrefois un coup de feu cranien, dont la plaie est guérie depuis des mois ou des années après avoir ou non suppuré, et qui présente des accidents suffisamment graves pour nécessiter une intervention d'urgence. J'en ai observé deux exemples saisissants. Dans le premier, il s'agissait d'un homme de quarante ans qui, deux ans auparavant, dans une tentative de suicide, s'était tiré dans la région du sinus frontal une balle de carabine Flobert ; le trajet avait suppuré, puis s'était fermé en laissant, juste entre les deux sourcils, une petite dépression. Un matin, on trouva le malade étendu au bas de son lit, dans le coma, avec une respiration stertoreuse, les pupilles dilatées et fixes, une paralysie faciale gauche, et, en apparence, pas de paralysie des membres. Depuis quelques jours le malade était un peu fébrile et déprimé. Je crus devoir rattacher les accidents à l'ancien coup de feu, et, d'urgence, ouvrir le sinus, puis le crâne, ce qui me fit découvrir, sous le lobe frontal droit, entre la surface cérébrale et la dure-mère, une poche enkystée remplie de liquide séro-purulent. Elle fut lavée et drainée : la balle ne s'y trouvait plus et je fus très surpris de la trouver logée dans la partie sus-orbitaire gauche du sinus frontal, bourrée de fongosités ; l'infection sous-durale s'était faite par une fêlure osseuse, associée à une déchirure de la dure-mère. Le soir même, le coma avait disparu, et le lendemain la paralysie faciale ; mais le foyer intracranien demanda plus d'un mois de tamponnements journaliers pour se fermer, et le sinus se cicatrisa à plat, en laissant une large dépression qui nécessita plus tard une intervention autoplastique. Dans un second cas, il s'agissait d'un Russe chez lequel le Dr Barker (de Londres) avait, à la suite d'une tentative de suicide par la bouche, extrait une balle du corps calleux, en en laissant une autre du côté du chiasma. Le malade survécut. Mais, un an plus tard, il présentait des crises d'épilepsie généralisée subintrantes, tellement graves que, appelé auprès de lui par MM. Brissaud et Tollemer, je pratiquai d'urgence, au voisinage de l'ancienne trépanation, une intervention qui me permit de séparer la face interne des deux hémisphères, réunis par des adhérences nombreuses, et d'évacuer une grande quantité de sérosité qui s'y était accumulée. Les attaques cessèrent. Je sais qu'elles ont reparu depuis, mais sous une forme très atténuée et compatible, au moins jusqu'à présent, avec l'existence.

2° TRAUMATISMES PAR INSTRUMENTS PIQUANTS OU TRANCHANTS.

Les traumatismes cranio-encéphaliques par instruments piquants ou tranchants se présentent dans deux conditions bien différentes, suivant que le corps vulnérant n'est pas resté ou est resté dans la plaie, conditions d'ordinaire fort aisées à distinguer, car le corps vulnérant, s'il est resté dans la plaie, s'est généralement brisé de façon qu'une partie du fragment qui y demeure soit visible ou appréciable au doigt.

En tout cas, on arrêtera d'abord l'hémorragie, surtout fréquente lorsque le corps étranger n'est pas resté dans la plaie, avec une bande de caoutchouc, un fort drain, même une serviette roulée, serrés autour de la tête, en passant au bas du front, au-dessus des oreilles, sous l'occiput.

S'il n'y a pas de fragment d'arme dans la plaie, la conduite à suivre ensuite a pour but essentiel de désinfecter le foyer traumatique. *S'agit-il d'une plaie à lambeau*, on nettoiera ce lambeau et l'on tentera sa suture primitive, en plaçant une mèche de gaze pour drainer sa base, conduite que l'on pourra suivre avec succès, ainsi que l'a montré Malherbe, même s'il s'agit d'un scalp complet. *S'agit-il d'une plaie en séton* à une ou deux ouvertures, on la fendra d'un bout à l'autre, on la nettoiera et l'on pansera à plat pour suturer au bout de quarante-huit heures. *S'agit-il d'une plaie plus ou moins perpendiculaire à la surface*, plaie d'ordinaire pénétrante, contrairement à celles dont nous venons de parler, on l'ouvrira largement, si profondément qu'elle aille à travers le crâne, les méninges et l'encéphale, on liera les vaisseaux méningés ou cérébraux qui donnent et, si l'on est suffisamment sûr de sa désinfection, on suturera les méninges pour établir un drainage seulement superficiel.

S'il reste un fragment du corps vulnérant, baguette métallique, couteau, fragment le plus souvent enclavé dans l'os, sans essayer de le mobiliser par oscillations, car sa présence s'oppose peut-être à quelque hémorragie intracranienne, on attaquera l'os tout autour à la gouge et au maillet, à une distance suffisante du fragment enclavé, pour ne point risquer de l'enfoncer d'un coup à faux de la gouge : la solidité de la paroi cranienne, non diminuée par le traumatisme, permet exceptionnellement, dans le cas particulier, l'emploi de cet instrument. Lorsque la pièce osseuse sera mobile, on se servira du corps étranger qui y est fixé, pour la soulever, en tirant sur lui verticalement. Le foyer traumatique intracranien ainsi découvert, après, au besoin, agrandissement de l'orifice osseux à la pince-gouge et taille d'un lambeau dural, on nettoiera et l'on drainera.

La conduite à suivre sera la même, plus urgente encore,

lorsque le chirurgien n'aura été appelé dans un cas de ce genre qu'au bout de quelques jours, après établissement de la suppuration : circonstance d'autant plus commune qu'il s'agit le plus souvent de rixes, que les victimes elles-mêmes peuvent avoir intérêt à ne pas divulguer.

Dans ce même groupe d'interventions d'urgence prennent place les interventions pour *lésions profondes de l'orbite avec pénétration intracranienne secondaire, par instrument piquant, le plus souvent par une pointe de parapluie.* L'œil a été refoulé, ordinairement en dehors, par l'agent vulnérant qui, sans le détruire, a été le plus souvent produire des dégâts profonds soit du côté de la voûte orbitaire, en mettant ainsi les méninges en communication avec un foyer traumatique qui va s'infecter, soit du côté du sinus circulaire, qui peut saigner d'une façon formidable, ou dont l'hémorragie n'est que provisoirement arrêtée par la présence du corps vulnérant dans la plaie. Il faut cependant l'extraire, enlever les débris et les esquilles qui peuvent l'accompagner, désinfecter et parer à l'hémorragie probable : tout cela à travers des paupières et des tissus orbitaires œdématiés et infiltrés de sang. C'est une besogne redoutable, que je juge utile de rendre moins troublante en allant aborder le foyer traumatique par la tempe. On fera une incision en ⌐, dont le côté supérieur suivra le rebord orbitaire et dont le côté inférieur, plus court que l'autre, suivra le zygoma, puis on sciera le rebord orbitaire externe d'abord en bas, d'avant en arrière et un peu de bas en haut, puis en haut, presque verticalement, on rabattra en arrière le lambeau auquel la pièce osseuse restera fixée, on agrandira en arrière l'ouverture orbitaire par morcellement à la pince emporte-pièce de la paroi orbitaire externe ; on pourra ainsi ouvrir un large jour sur la région rétro-orbitaire, la déterger avec les pinces et un courant d'eau stérilisée et préparer le tamponnement dont la mèche ressortira au-dessus du zygoma, avant d'arracher le corps étranger. L'hémorragie sera ainsi réduite au minimum, le trajet du corps vulnérant drainé à part avec une petite mèche plate, l'œil remis en place. puis le lambeau ostéo-cutané replacé à son tour. La mèche intra-orbitaire de drainage sera fréquemment surveillée, la mèche sus-zygomatique extraite peu à peu, à partir du troisième ou quatrième jour. En apparence plus difficile que l'intervention seulement intra-oculaire, par le trajet traumatique, cette intervention offre bien moins de risques d'hémorragie mortelle, et si le chirurgien est insuffisamment outillé pour l'entreprendre, je crois qu'il devrait encore préférer, à une intervention intra-oculaire ménageant l'œil et exposant gravement la vie du blessé, le curage pur et simple de l'orbite, suivi de son tamponnement total.

3° TRAUMATISMES PAR AGENTS CONTONDANTS : PIERRES, ROUES DE VOITURE, CHUTES, ETC.

Étudions maintenant les traumatismes vulgaires du crâne et de l'encéphale, ceux qui sont dus à des agents contondants, pierres, roues de voiture, chutes, etc.

A. Avec plaie. — Parlons tout d'abord de ceux qui s'accompagnent de plaie.

1° *La lésion est limitée aux parties molles.* — C'est la déchirure du cuir chevelu, plus ou moins étendue, plus ou moins contuse, saignante et encombrée de débris de toutes sortes; le frôlement par une roue de voiture légère, la chute dans un fossé rempli de pierrailles, la précipitation sur la tête d'un fragment de tuile ou d'ardoise en sont les causes les plus communes. Cela saigne, et saigne abondamment, faisant du sang coagulé, des cheveux, des lambeaux détachés, des débris, un mélange malpropre où l'on ne reconnaît rien. On arrêtera d'abord l'hémorragie par la constriction circulaire, puis, après avoir supprimé le plus de paquets de cheveux que l'on aura pu et désinfecté, on lavera au bock rempli d'eau stérilisée tiède, on tâchera d'y voir clair et de nettoyer. On passera un fil sous les artères qui donnent, on suturera les lambeaux point trop maltraités et endommagés, on essaiera de rapprocher tout au moins les autres à l'aide de quelques points, en drainant et pansant à plat, à la gaze stérilisée. On terminera par un pansement compressif et l'on enlèvera sans crainte la constriction hémostatique.

Ne voit-on ces plaies qu'au bout de quelques jours, lorsqu'elles suppurent, lorsque même s'est établi un phlegmon du cuir chevelu, on débridera plutôt que de suturer, on lavera à grande eau ou à l'eau phéniquée faible et l'on assurera le drainage aussi complet que possible des liquides septiques. On est surpris d'ordinaire de voir, après quelques-uns de ces pansements, la situation s'améliorer du tout au tout, et des lambeaux qui semblaient sacrifiés reprendre en adhérant à l'os. La cicatrisation de ces plaies suppurées, qui laissent d'ordinaire, par suite de la rétraction des lambeaux, de larges surfaces à nu, n'en est pas moins des plus longues.

2° *La lésion s'étend aux parties profondes, crâne et encéphale.* — Il existe une plaie contuse du péricrâne ; le traumatisme a été grave et fait à lui seul soupçonner que la lésion s'étend au delà ; en outre, l'examen du malade révèle des symptômes en faveur de cette lésion profonde. Que faut-il faire ? A mon avis, il faut toujours intervenir, et toujours largement, quelle que soit celle des trois circonstances classiques en présence de laquelle on se trouve : lésion cranienne avérée, sans symptômes cérébraux ; lésion cranienne avec symptômes cérébraux ; symptômes cérébraux sans lésion cranienne.

En effet, ici comme ailleurs, l'intervention a pour but de s'opposer à l'infection ; or, celle-ci est possible, non seulement à travers une paroi cranienne fracturée ou fissurée, si légèrement que ce soit, mais même à travers une paroi cranienne en apparence parfaitement indemne. J'en ai vu un exemple probant : un paysan de quarante ans était tombé de sa charrette et s'était fait une large plaie du cuir chevelu ; en perdant beaucoup de sang, il rentre chez lui. Le médecin lave soigneusement la plaie, draine et suture : le crâne était absolument indemne et le périoste simplement déchiré. Les jours suivants, il y eut un peu de parésie du bras gauche. Le huitième jour, la plaie était légèrement infectée, mais en bonne voie de réunion par seconde intention ; la parésie plutôt atténuée. Mais, le douzième jour, survint un violent frisson, la parésie devint de la paralysie et, au bout de vingt-quatre heures, le malade était somnolent, presque comateux. La température ne s'était pas élevée. Appelé à voir le malade, je pensai à un hématome sous-osseux infecté et trépanai à l'angle antéro-inférieur du pariétal. L'os saignait à peine

et les veines diploïques contenaient de petits coagula.
Il n'y avait rien sous l'os, mais la dure-mère était rou-
geâtre et distendue. Je l'incisai et tombai sur un foyer de
ramollissement cortical traumatique, rempli de sérosité
purulente paraissant limitée par des adhérences. Je
drainai à la gaze stérilisée et la guérison finit par se faire,
au bout de longs mois, après avoir été entravée par une
hernie encéphalique. Dans ce cas, ce n'est donc pas seulement à travers l'os sain, mais à travers l'os et la dure-
mère intacts l'un et l'autre, que l'infection s'était pro-
pagée.

On conçoit qu'elle soit plus facile encore lorsqu'il s'agit
d'un hématome extradural. Il faut donc intervenir
d'urgence, même lorsque la paroi cranienne est intacte,
s'il existe des symptômes cérébraux.

Une seule réserve est à faire : c'est lorsque les symptômes cérébraux ont une allure exclusivement diffuse et
qu'il semble s'agir de commotion ; s'il n'y a pas eu d'intervalle libre, caractéristique d'une hémorragie intracranienne, s'il n'y a pas de symptômes paralytiques, caractéristiques d'un foyer de compression ou de contusion
localisée, on a le droit d'attendre quelques jours que la
situation se dessine. Le cas ne ressortit plus à la chirurgie
d'urgence.

3° *Intervention*. — L'intervention, dans les cas très fréquents que nous venons de signaler, comprend plusieurs
étapes :

1° ÉTAPE PÉRICRANIENNE. — On traitera tout d'abord le
péricrâne, plus ou moins dilacéré et saignant, comme
nous l'avons déjà indiqué : l'hémostase et la désinfection
seront faites plus soigneusement encore que pour les
plaies simples du cuir chevelu, et, en outre, comme il
s'agit d'aller plus profondément, on n'hésitera pas à
débrider largement, à compléter les décollements com-
mencés, en entraînant le périoste, détaché à la rugine,
dans les lambeaux rabattus tout autour de la région
osseuse qu'on aura tout à l'heure à explorer et à traiter.
Il faut découvrir, et dans un but de propreté, et dans
un but de netteté opératoire, une surface cranienne aussi
large que possible, conduite qui aura en outre l'avantage de renseigner sur l'étendue de la lésion et qui fera

souvent reconnaître, à une fissure en apparence simple, un prolongement basilaire méconnu.

2° ETAPE CRANIENNE. — L'étape cranienne de l'intervention est très différente, suivant que le crâne est lésé ou non.

a. *Si le crâne est brisé en fragments multiples, plus ou moins mobiles*, il faut en enlever un certain nombre, sans craindre de mettre largement à découvert le foyer méningo-encéphalique sous-jacent. Pour enlever les fragments mobiles, sans risque de les faire basculer, il faut glisser sous l'un de leurs bords une lame métallique, extrémité d'un détache-périoste mince, écarteur souple de Poirier préalablement étalé, puis saisir avec une pince à forcipressure l'autre extrémité de leur diamètre. Pour enlever les fragments enclavés mais mobiles, il faut, à la pince emporte-pièce, attaquer l'os solide voisin jusqu'à ce qu'on puisse saisir le fragment enclavé et le glisser, parallèlement à la surface cérébrale, jusqu'à l'orifice osseux, par lequel on le fera sortir ; puis on agrandira largement l'orifice, non seulement pour bien découvrir les parties sous-jacentes, mais encore parce que, outre les fragments comprenant toute l'épaisseur de l'os, il en existe souvent d'autres, limités à la table interne, en continuité ou en contiguïté avec les premiers et parfois s'étendant fort loin de l'orifice produit par l'ablation des fragments mobiles.

Il peut aussi s'agir d'une *fracture étoilée ou ramifiée*, mais n'isolant aucun fragment suffisamment pour qu'on puisse l'extraire avec des pinces : alors on appliquera une couronne de trépan sur une partie d'os solide, à plus ou moins de distance du foyer traumatique, puis, à partir de l'orifice ainsi fait, on enlèvera tout l'os lésé à la pince emporte-pièce.

On voit qu'il ne faut pas, dans ces divers cas, chercher à conserver la paroi cranienne, à faire sa résection plus ou moins temporaire et que la règle est au contraire d'enlever tout l'os fragmenté. Mais, comme toute règle, celle-ci comporte des exceptions. C'est ainsi que, *dans les cas où le crâne est brisé en fragments multiples sur une très large étendue*, on ne gagnerait pas grand'-chose à pousser son désossement trop loin. Au reste, il s'agit là de cas très graves, sinon désespérés. D'autre part, surtout chez les petits enfants, à la suite d'un traumatisme d'accouchement ou, plus tard, d'une chute, on peut se trouver *en présence d'une dépression étendue à une large surface d'os peu ou pas brisée.* S'il serait dangereux de vouloir, comme on l'a fait, relever avec un emplâtre adhésif, une ventouse, un tire-bouchon, cette plaque qui recouvre peut-être un épanchement intra-cranien, il serait excessif de la supprimer entièrement. On trépanera en os solide, au voisinage de la partie la plus déprimée, on enlèvera à la pince emporte-pièce cette partie qui correspond sans doute aux lésions intracraniennes les plus graves et l'on se contentera de relever le reste de la pièce osseuse. C'est la conduite que j'ai suivie, avec un succès complet, dans un cas où, chez une fillette de sept ans, tout le pariétal était déprimé, avec déplacement maximum au niveau de son angle antéro-inférieur.

On ne devra point non plus s'ingénier à conserver les fragments d'os enlevés pour les replacer à la fin de l'opération ; si soigneusement qu'on puisse croire les avoir nettoyés, ils n'en constitueraient pas moins une épine septique possible, et en tout cas, pour l'encéphale sous-jacent, une épine irritante certaine.

b. *Si le crâne est fissuré*, il faut toujours et sans hésiter élargir cette fissure, qui peut s'accompagner, malgré son apparence bénigne, de lésions esquilleuses étendues de la table interne. Ici encore on laissera de côté le ciseau et le maillet, trop traumatisants. On trépanera à petite distance de la fissure, que l'on rejoindra, puis que l'on suivra, en réséquant ses deux bords à la pince emporte-pièce. On enlèvera tout l'os endommagé, car les éclats de la table interne, nocifs pour les parties profondes, s'ils se trouvent d'ordinaire à la partie moyenne de la fêlure, peuvent aussi se rencontrer à l'une de ses extrémités. On ne sera autorisé à ne pas poursuivre à fond la fente osseuse, que si elle se prolonge à la base : on s'arrêtera alors au voisinage de cette base, sachant qu'elle est atteinte, et l'on complétera l'intervention par la désinfection des cavités cranio-faciales.

c. *Si le crâne est sans solution de continuité, seulement contusionné ou indemne,* on doit l'ouvrir au trépan et à la pince emporte-pièce, sans s'arrêter aux résections temporaires, difficiles et inutiles, sinon nuisibles pour l'avenir.

Pour déterminer le siège de cette résection cranienne, on

se basera sur le siège même des lésions péricraniennes, et, en outre et surtout, sur les symptômes encéphaliques localisés. Il sera du reste inutile, pour repérer sur le crâne les centres correspondants, de recourir aux mensurations cranio-topographiques. En effet, on a sous les yeux là surface osseuse elle-même avec ses sutures. On n'a dès lors qu'à se souvenir des faits suivants : le pied de la troisième frontale correspond à l'angle antéro-inférieur du pariétal ; le sillon de Rolando suit en arrière la suture fronto-pariétale, écarté d'elle de deux travers de doigt dans sa partie inférieure et de trois en haut ; la branche antérieure de l'artère méningée moyenne et les veines qui l'accompagnent, de bas en haut, suivent en arrière la suture ptéro-temporale, coupent l'angle ptéro-temporo-pariétal, puis montent en arrière de la suture fronto-pariétale, d'abord écartées d'elle d'un demi-travers de doigt, puis, en haut, d'un travers de doigt tout entier ; la branche postérieure de l'artère méningée coupe la suture écailleuse à deux travers de doigt en arrière de l'angle ptéro-temporal ; le sinus longitudinal suit la ligne médiane d'avant en arrière jusqu'à l'inion, et le sinus latéral va de l'inion au quadrant postéro-supérieur de la mastoïde. Avec ces souvenirs, en présence d'un crâne dénudé, on pourra localiser toutes les interventions.

Il arrivera du reste parfois que les renseignements topographiques fournis par les symptômes encéphaliques conduiront en un tout autre point de la surface osseuse que celui correspondant à la lésion péricranienne ; par exemple, les symptômes paralytiques siégeront du même côté du corps que cette plaie : on en conclura que probablement ils sont dus à une lésion encéphalique par contre-coup située à l'extrémité opposée du diamètre cranien. C'est là, et non au niveau de la lésion péricranienne, qu'il faudra trépaner dans ces cas exceptionnels.

3° ETAPE INTRACRANIENNE. — Quoi qu'il en soit, le crâne est ouvert.

a. *Hémorragie extradurale*. — On peut alors avoir sous les yeux un hématome plus ou moins coagulé et saignant.

Si cet hématome vient d'un sinus, sinus longitudinal ou sinus latéral, la lésion du vaisseau a été le plus souvent soupçonnée, en l'absence de symptômes fonctionnels bien

particuliers, par le siège de la lésion tout d'abord, puis
par l'hémorragie très abondante qui se faisait par la fracture ou par la fissure cranienne, ou qui s'est faite lors de
l'extraction d'une esquille. Cette hémorragie a même pu
être véritablement formidable, au point d'obliger à faire
hâtivement la place nette, à porter le doigt sur le sinus
saignant qu'on bourre ensuite de catgut sur lequel le sang
se coagule en formant bouchon : il faut en introduire
jusqu'à ce que cela ne saigne plus, sans crainte, puis, l'hémostase faite, terminer le nettoyage du foyer opératoire.
Si la déchirure de la dure-mère porte seulement sur la
paroi sinusale et si l'espace sous-dural n'est pas ouvert,
il y a tout intérêt, en présence d'un retour possible de
l'hémorragie et d'une asepsie toujours un peu suspecte
dans ces cas pressés, à ne pas l'explorer; s'il est ouvert, on
le détergera, on enlèvera les caillots qui peuvent s'y
trouver, et on le refermera par des sutures durales bien
soignées; on drainera, à la gaze stérilisée, le foyer supradural.

Si l'hématome vient des vaisseaux méningés, artère ou
veine, il s'est fait soupçonner, d'abord par le siège de la
lésion superficielle, sur le trajet de la branche antérieure
de l'artère méningée moyenne vers le sommet de la grande
aile du sphénoïde, ou sur le trajet de la branche postérieure
au-dessus de la suture écailleuse du temporal partie
moyenne, ensuite par les symptômes classiques de l'épanchement sanguin intracranien : intervalle libre, stertor, dila-
tation pupillaire du côté de la lésion, hémiplégie du côté
opposé, enfin, quelquefois, par un suintement sanguin plus
ou moins abondant, à travers la fracture ou la fissure. On
tombe sur un coagulum plus ou moins adhérent que l'on enlève soit à la curette mousse, soit avec de la gaze stérilisée,
soit par un lavage au bock à faible pression. La cavité
vidée, il se peut que toute hémorragie soit arrêtée. On
termine alors l'opération, qui s'est présentée dans les
meilleures conditions, en tamponnant doucement et
drainant à la gaze stérilisée. D'autres fois, le coagulum
enlevé, l'hémorragie se reproduit; si elle se fait en nappe,
par des points multiples, le tamponnement, un peu plus
serré que dans la circonstance précédente, suffira le plus
souvent pour l'arrêter; si elle se fait par jet, ou tout au

moins par un point bien déterminé, qui se trouve toujours en bas et en avant de la cavité, profondément du côté de la base, on doit saisir le point de la dure-mère qui saigne avec une pince à forcipressure, qui sera laissée pendant quarante-huit heures, dans un tamponnement peu serré. Dans ce dernier cas, l'hémorragie vient en effet surtout de l'artère. On n'oubliera pas que celle-ci peut se trouver complètement ou presque complètement englobée dans la paroi osseuse : on n'aura alors, pour obtenir une hémostase sûre, d'autre ressource que de prolonger l'ouverture cranienne à la pince emporte-pièce, vers le point qui saigne, jusqu'à ce qu'on l'ait atteint : alors on écrasera ce point avec une pince-davier à bords minces, qu'on laissera ou non à demeure, suivant les cas. On terminera, ici encore, par un tamponnement.

Il est très exceptionnel, dans ces cas d'hématome sous-osseux, de rencontrer une déchirure importante de la dure-mère ; s'il en existait, et que l'espace sous-dural fût ouvert, on explorerait cet espace, on le détergerait, on le fermerait autant que possible et l'on s'abstiendrait des lavages au bock de la cavité hémorragique.

Quoi qu'il en soit, ces interventions pour hémorragies extradurales sont, parmi les interventions intracraniennes d'urgence, de celles qui laissent l'esprit du chirurgien le plus satisfait, à cause de la besogne bien nette qu'il a pu faire et à cause de la rapidité habituelle avec laquelle, cette besogne faite, disparaissent, si le tamponnement hémostatique n'est pas trop serré, les symptômes généralisés ou localisés de la compression cérébrale.

Il est rare, étant donnée la gravité de ces symptômes, que le chirurgien ne soit pas appelé dès leur début et ne puisse pas opérer avant l'apparition des accidents septiques. Il m'est cependant arrivé, chez un enfant où la lésion avait été due à un jet de pierre, d'avoir à intervenir le onzième jour, pour un hématome d'origine méningée avec hémiplégie et sans perte de connaissance, qui avait suppuré. La désinfection du foyer, rempli de caillots fétides, fut faite très complètement à l'aide d'un lavage à l'eau stérilisée qui dura plus d'un quart d'heure. La fièvre tomba et pendant quinze jours tout sembla bien aller, puis apparurent des symptômes de phlébite du sinus ophtalmique et l'enfant succomba, avec des accidents méningitiques : l'intervention secondaire d'urgence n'avait pu suppléer à l'intervention primitive qui eût été indiquée.

b. *Lésions durales et sous-durales.* — On peut, le crâne ouvert, avoir sous les yeux la dure-mère.

. Si elle est saine d'apparence et qu'on soit sûr de l'avoir mise à nu sur toute l'étendue de la lésion osseuse, deux cas peuvent se présenter. Ou bien il n'existe aucun symptôme de lésion encéphalique localisée, alors on ne doit pas y toucher. Ou bien, au contraire, il existe des symptômes nets de lésion encéphalique localisée ; il vaut mieux, dans ces conditions, y tailler un lambeau et explorer les parties sous-jacentes : il peut s'agir d'un simple foyer de contusion, mais il peut s'agir aussi d'un foyer d'hémorragie intracérébral, reconnaissable à la tension et à la dureté d'une circonvolution ; on ponctionnera au bistouri, on videra et l'on drainera.

Il va du reste de soi, qu'au fond du foyer traumatique, on n'aura le droit d'ouvrir une dure-mère indemne ou à peu près que si l'on est sûr de l'asepsie des parties superficielles. En cas de doute, et surtout de certitude contraire, il faut s'abstenir, la dure-mère étant la meilleure des barrières contre la méningo-encéphalite.

Au lieu d'être saine d'apparence, la dure-mère peut être distendue et bleuâtre : elle recouvre un hématome, d'origine sinusale quelquefois, d'origine pie-mérienne presque toujours. En règle, il faut tailler un lambeau, déterger, nettoyer et tamponner le foyer sous-dural. On n'aurait le droit de s'abstenir que si le foyer supradural était nettement infecté, et alors on devrait, tout en poursuivant sa désinfection avec une rigueur particulière, se tenir prêt à ouvrir la dure-mère au moindre symptôme d'infection de l'hématome sous-jacent. Reste même à savoir s'il ne vaudrait pas mieux, l'infection de ce foyer ayant bien des chances de se produire à travers la dure-mère contusionnée, l'ouvrir et le drainer d'emblée. Il est difficile de donner à ce sujet un précepte général qui variera avec l'importance de l'infection extradurale constatée, l'étendue de la désinfection qu'on aura pu faire, l'aspect plus ou moins altéré de la dure-mère. Ce sont là de ces cas, heureusement rares, où le pour et le contre peuvent se plaider avec des raisons d'à peu près égale valeur.

Enfin, la dure-mère est déchirée ou dilacérée. Ici, point de doute. On doit agrandir son ouverture ou ses lambeaux, enlever les esquilles, les débris de tissu cérébral plus ou moins dilacéré, enfin tamponner et drainer à la gaze stérilisée. Quelques points de suture au catgut seront placés çà et là sur les lambeaux de dure-mère, peu nombreux, et ne bridant trop ni les mèches de gaze, ni les tissus. Le tamponnement et le drainage de la partie extradurale du foyer se feront indépendamment du tamponnement et du drainage intradural, et le péricrâne sera suturé aussi complètement que possible.

B. Sans plaie. — Aussi fréquentes que celles que nous venons d'étudier sont les lésions cranio-encéphaliques sans plaie : les interventions d'urgence y présentent à très peu près les mêmes caractères.

1° LOCALISATION DE L'INTERVENTION. — Elles s'y localisent, soit par la constatation, à travers le cuir chevelu, d'une fracture cranienne dont le doigt reconnaît plus ou moins les fragments, soit par la détermination d'une zone dont la pression douloureuse fait grimacer le blessé, même dans le coma, soit par l'existence d'un épanchement sanguin sous-périostique, soit par les symptômes fonctionnels paralytiques ou aphasiques qui nécessitent alors l'utilisation des données cranio-topographiques que nous avons décrites : données d'autant plus faciles à appliquer que c'est, en pratique, soit l'une des deux branches de l'artère méningée, soit le sillon de Rolando qu'il s'agit toujours de découvrir.

Dans les cas sans plaie, comme dans les cas avec plaie, il peut du reste y avoir, lorsqu'il existe des signes physiques, divergence localisatrice entre ces signes et les signes fonctionnels ; ou bien le signe fonctionnel conduit du côté du crâne où siège le symptôme matériel : il s'agit alors très probablement d'une lésion osseuse beaucoup plus étendue du côté de la table interne que de la table externe et qui nécessitera une large ouverture ; ou bien le signe fonctionnel conduit du côté du crâne opposé au signe matériel : c'est qu'il s'agit d'une lésion encéphalique par contre-coup.

2° MARCHE DE L'INTERVENTION. — La conduite de l'opération se fait du reste, en général, suivant les règles que nous avons déjà indiquées.

1° Le péricrâne, préalablement rasé et désinfecté, sera incisé en large lambeau à base inférieure allant jusqu'à l'os, rapidement détaché au détache-périoste, hémostasié.

2° Le crâne, mis à nu, sera exactement traité comme dans les cas avec plaie, c'est-à-dire largement ouvert, que cette ouverture doive se faire par ablation de fragments mobiles, par trépanation au voisinage d'une fissure attaquée ensuite à la pince-gouge ou d'une large pièce osseuse en partie soulevée et en partie réséquée, ou par trépanation d'un crâne non fracturé et sur lequel on aura à nouveau localisé sans peine, à l'aide des repères osseux déjà indiqués, le point à trépaner.

3° La cavité cranienne ouverte, le traitement des hématomes extraduraux, des lésions durales et des lésions encéphaliques sera exactement le même que dans les lésions ouvertes, avec cette condition favorable qu'on n'aura pas à s'inquiéter d'une infection pré-opératoire possible du foyer, si bien que dans les cas de lésion sous-durale douteuse, on hésitera beaucoup moins à ouvrir la méninge.

3° Indications de l'intervention. — Les indications d'intervenir d'urgence dans les traumatismes cranio-encéphaliques sans plaie sont du reste presque constantes. Lorsqu'il existe à la fois des symptômes craniens et des symptômes encéphaliques localisés, il ne saurait y avoir doute : l'intervention est nécessaire. De même encore lorsqu'il existe seulement des symptômes encéphaliques localisés, surtout s'ils sont graves ; la lésion cranienne peut, en effet, fort bien passer inaperçue à travers les parties molles et ne se dévoiler qu'une fois celles-ci rabattues ; d'autant plus qu'une fissure insignifiante de la table externe peut recouvrir des esquilles de la table interne, susceptibles d'avoir lésé le cortex, le sinus ou l'artère méningée, et qu'il existe même des cas où celle-ci s'est rompue, produisant un hématome extradural, sans que l'on ait pu retrouver la moindre lésion de l'os. L'hésitation n'est même pas permise dans la plupart des cas où, sans symptômes encéphaliques, il existe seulement des symptômes craniens, pour peu que ceux-ci consistent en une brisure plus ou moins étendue, ou en un enfoncement ; l'apparition prochaine des symptômes encéphaliques ne saurait, en effet, faire alors de doute, et l'on a tout intérêt à les prévoir. Ils peuvent tarder plus longtemps, même manquer, s'il s'agit d'une simple fissure ; la réserve est alors permise et la chirurgie d'urgence peut faire place à une expectative armée.

Je tiens à ajouter que cette restriction à la nécessité d'une intervention constante dans les traumatismes fermés est plutôt de ma part une concession à l'opinion courante que l'effet d'une conviction bien établie. J'opère toujours lorsqu'on me le permet, et j'ai raison si j'en crois les accidents psychiques, congestifs ou épileptiformes que présentent plus tard tous ceux de ces blessés dont le crâne n'a pas été ouvert, contrairement à ceux dont l'encéphale a été dégagé par une résection cranienne. Or, contre ces accidents tardifs, tout le monde sait que les interventions ne valent pas grand'chose. Si bien que je me demande si, *alors qu'on ne risque rien à opérer d'urgence, on ne perd pas tout à vouloir attendre.*

Fractures de la base. — Avant d'abandonner le traitement d'urgence des traumatismes craniens, nous devons encore parler des fractures de la base. Pendant trop longtemps on a complètement négligé leur thérapeutique, les considérant comme incurables. Le malheureux blessé était abandonné, sans autre secours que des révulsifs illusoires, quelques injections d'éther ou de caféine. Or si les individus atteints de fracture de la base meurent, pour un bon nombre, de shock, exceptionnellement grave, bien entendu, dans cette variété de traumatisme cranien, ceux qui échappent à ce premier danger en rencontrent un autre au bout de quelques jours : la méningo-encéphalite. Et, en l'absence de traitement, il en est bien peu qui arrivent à doubler ce cap redoutable. En effet, toutes les fractures de la base sont des fractures ouvertes, et ouvertes dans des cavités plus ou moins septiques : le conduit auditif externe lorsque le tympan est déchiré, la cavité naso-pharyngienne lorsque le trait de fracture passe par l'oreille moyenne dans laquelle s'ouvre la trompe d'Eustache, ou lorsqu'il passe par la voûte du naso-pharynx, ou encore lorsqu'il traverse le sinus frontal en communication avec les fosses nasales. Cette pénétration des cavités annexes de la face par la fracture peut être large avec des symptômes évidents : hémorragie, écoulement de liquide céphalo-rachidien ; elle peut être minime et la muqueuse n'avoir donné qu'une hémorragie légère, déglutie ou restée dans la caisse. Le danger d'infection n'en est pas moins grand. Donc, dans toutes les fractures de la base, avérées et, j'ajoute même, simplement suspectées, on devra, d'urgence, aussitôt après le traumatisme, assurer l'asepsie des cavités cranio-faciales.

Depuis une dizaine d'années, j'emploie dans ce but :

1° Des lavages ou pulvérisations répétées dans le conduit auditif et la caisse, dans les fosses nasales et dans le pharynx avec sollicitude spéciale apportée sur l'orifice de la trompe d'Eustache. Ces lavages seront exécutés avec de l'eau bouillie tiède ou, mieux encore, avec la solution suivante, également tiède :

Liqueur de Van Swieten..........	100 grammes.
Acide thymique...........	1 gramme.
Essence d'eucalyptus.............	11 gouttes.
Chlorure de sodium..............	20 grammes.
Eau distillée...................	1000 —

2° Dans l'intervalle des lavages ou des pulvérisations, des tamponnements du conduit auditif, du pharynx et des fosses nasales avec de la gaze stérilisée.

J'ajoute que si, sans être ouvert, le tympan était distendu et recouvrait manifestement un hématome, on aurait tout avantage à ouvrir la caisse, dont la désinfection sera beaucoup plus facile par la voie du conduit auditif que par celle du pharynx.

On devra prendre également grand soin de la propreté de la bouche et des dents, dont le nettoyage devra se faire toutes les deux heures avec la solution ci-dessus indiquée.

En agissant ainsi dans les fractures de la base, on parera au plus grave de leurs dangers, à la méningo-encéphalite ; je suis convaincu, pour ma part, d'avoir, par des soins méticuleux de ce genre, guéri au moins une demi-douzaine de fractures indiscutables de la base : la proportion eût été plus grande encore si vingt-quatre ou trente-six heures ne s'étaient d'ordinaire passées avant que je voie les blessés et que je puisse appliquer un traitement qui ressortit, plus que tout autre, à la chirurgie d'urgence immédiatement post-traumatique.

Parfois, dans les fractures de la base, à ce traitement basilaire d'urgence devra s'ajouter une intervention d'urgence du côté de la voûte : traitement d'une fracture ouverte, autre porte pour la méningo-encéphalite, et, en plus, parfois cause d'hémorragie grave ; traitement d'une fracture fermée avec lésion de l'artère méningée menaçant directement l'existence. C'est à ces indications immédiatement vitales que doivent, à mon avis, se limiter dans les fractures basilaires les interventions d'urgence du côté de la voûte. Le shock y est tellement redoutable qu'on ne doit, à moins d'avoir la main forcée, rien faire qui puisse l'augmenter ; des interventions qui sont, nous l'avons vu, nécessaires, dans des cas moins graves, doivent, devant cet écueil, être reculées de quelques jours ou de quelques semaines : elles ne dépendent plus de la chirurgie d'urgence.

II. — LÉSIONS INFECTIEUSES.

Les lésions infectieuses cranio-encéphaliques, rares pour la plupart de leurs variétés primitives, extrêmement communes pour leurs variétés consécutives aux rhinites et aux otites, réclament souvent des interventions d'urgence.

I. Lésions localisées à la voûte. — Deux mots, d'abord, de leurs variétés localisées à la voûte.

1° L'*ostéomyélite cranienne*, exceptionnelle, exige l'incision large immédiate du péricrâne, la mise à nu et la résection de la partie malade de l'os. On ouvrira la voûte au trépan au voisinage de cette partie malade que l'on cernera à la pince emporte-pièce, et que l'on enlèvera, découvrant ainsi complètement le foyer sous-osseux. Pendant ces manœuvres, on prendra grand soin de ne pas léser la dure-mère, pour ne pas propager au delà les agents infectieux. On lavera et l'on pansera à plat pendant plusieurs jours, pour, ensuite, drainer à la gaze stérilisée.

2° L'*ostéite cranienne syphilitique nécrotique* est en règle générale une lésion à évolution lente où, si nécessaire que soit l'intervention, elle n'y présente en rien les caractères d'une intervention d'urgence. J'ai vu toutefois

un cas où il en était autrement. Il s'agissait d'une femme
de quarante-cinq ans, atteinte, depuis plusieurs années,
d'une nécrose syphilitique du frontal qui évoluait à peu
près sans symptômes fonctionnels lorsqu'elle tomba presque subitement dans un coma traversé de crises épileptiques généralisées qui se répétaient toutes les deux ou trois
heures ; dans l'intervalle des crises, les membres droits
semblaient parésiés. Je trépanai d'urgence au voisinage
de la zone nécrotique que j'enlevai, péniblement à cause
de sa compacité et de son épaisseur, à la pince emporte-
pièce. Elle recouvrait un foyer de pus extradural qui fut
soigneusement lavé, sans aller plus loin, malgré l'aspect
macéré de la dure-mère. La malade guérit.

3° L'*ostéite cranienne tuberculeuse*, elle aussi essentiellement chronique d'ordinaire, peut présenter des indications d'urgence de même ordre. J'ai vu un garçonnet,
porteur depuis plusieurs mois d'un abcès froid de la région
frontale, qui fut tout à coup pris d'accidents méningitiques,
avec raideur de la nuque, mâchonnement, cris hydrocéphaliques, signe de Kœrnig. S'agissait-il d'une méningite
vraie ou d'une simple réaction méningée irritative au voisinage d'une lésion tuberculeuse de la paroi? Depuis quelques jours l'abcès froid était devenu chaud et sensible, ce
qui paraissait en faveur de cette seconde hypothèse ; je
l'ouvris, trouvai une fistule osseuse que j'agrandis à la
gouge et au maillet, puis à la pince emporte-pièce, et
nettoyai largement un foyer inter-ostéo-dural, un « abcès
de Pott ». La dure-mère était couverte de fongosités
qui furent frottées avec une compresse de gaze stérilisée. Il y eut pendant quarante-huit heures une amélioration notable, puis l'enfant succomba à ses accidents
cérébraux ; il s'agissait évidemment d'une méningite.

II. **Lésions localisées à la base.** — Les plus fréquentes
des lésions infectieuses cranio-encéphaliques nécessitant
des interventions d'urgence sont localisées aux régions de
la base en contiguïté soit avec le sinus frontal, annexe des
fosses nasales, soit avec les cellules mastoïdiennes, l'antre,
l'oreille interne, annexes de l'oreille moyenne.

1° *Région du sinus frontal.* — Le sinus frontal, si
fréquemment infecté lors des inflammations des fosses
nasales, peut réclamer des interventions d'urgence, lors de

rétention au cours d'une inflammation aiguë, et, au cours d'une inflammation chronique, quand elle subit une poussée aiguë ou s'accompagne d'accidents cérébraux dus à la propagation de l'infection à la paroi postérieure du sinus, aux méninges, même à l'encéphale et au sinus longitudinal.

Dans ces cas, laissant de côté le cathétérisme par la voie nasale, délicat à appliquer et insuffisant, on recourra, sans hésiter, à la résection de la paroi antérieure de la cavité. Une incision allant, en suivant le sourcil qu'elle surmonte, du milieu du rebord orbitaire à la racine du nez sur laquelle elle se prolonge par une branche verticale, permet d'ouvrir le sinus à petits coups de gouge ; puis à la pince emporte-pièce de supprimer toute sa paroi antérieure, en respectant le rebord orbitaire. Une curette, une rugine détruisent alors la muqueuse du sinus hypertrophiée et infectée, en la poursuivant surtout dans les angles du sinus dont la paroi antérieure aura été complètement réséquée. Sans ménager les cellules ethmoïdales, et même en les détruisant intentionnellement, car elles sont elles-mêmes infectées, on fore alors à travers la paroi inférieure du sinus, avec une petite curette tranchante, un large tunnel qui mène dans la fosse nasale correspondante, tunnel dans lequel on introduira un drain perforé allant en haut jusqu'à la paroi inférieure du sinus, en bas jusque dans la fosse nasale, et qu'on prolongera des deux côtés par un fil de fixation, ressortant par la plaie d'une part, par la narine de l'autre. Après avoir fait de grands lavages à l'eau salée par ce drain, on rabattra le lambeau des parties molles sur la paroi postérieure du sinus. L'épiderme empiétera peu à peu sur sa paroi inférieure, en supprimant sa cavité et tout danger de récidive.

On évitera les inconvénients esthétiques ultérieurs de l'opération, dans la plus large mesure possible, en conservant à leur place le rebord orbitaire et le sourcil.

Lorsque la sinusite est bilatérale, on devra, au lieu d'une résection de la paroi antérieure d'un sinus, avec ouverture du second sinus par la cloison intersinusale, prolonger l'incision au-dessus du second sourcil pour réséquer la paroi antérieure des deux sinus et forer un tunnel ethmoïdien vers chaque narine.

Enfin, lorsqu'une intervention d'urgence au niveau des sinus frontaux s'impose par suite de l'apparition de symptômes intracraniens, le sinus ou les sinus largement ouverts et nettoyés, on reconnaîtra presque toujours qu'un point de leur paroi postérieure est altéré ou même nécrosé. Il sera enlevé à la gouge et l'orifice agrandi à la pince emporte-pièce, ce qui permettra de drainer à la gaze stérilisée, ressortie par la partie inférieure et supranasale de la plaie frontale, soit une collection extradurale en contact avec l'os, collection parfois accompagnée d'une phlébite du sinus longitudinal à laquelle on parera par ligature postérieure de ce sinus, ultérieurement ouvert et nettoyé, soit une collection arachnoïdienne, soit une collection intracérébrale, comme celle que nous avons vu s'évacuer de la pointe du lobe frontal droit, au cours d'une résection de la paroi postérieure des sinus frontaux ouverts pour une sinusite qui ne s'accompagnait cependant d'aucun symptôme encéphalique.

2° ***Région auriculo-mastoïdienne.*** — Les cavités annexes de l'oreille moyenne deviennent, plus souvent encore, lorsque celle-ci est enflammée, le siège de lésions qui nécessitent des interventions d'urgence. Toute otite moyenne aiguë ou chronique expose à ces lésions et à ces interventions ; le traitement rationnel de l'otite, qui constitue à titre préventif le meilleur de leurs traitements, ne devra donc jamais être négligé.

Ceci admis, le malade atteint d'une complication cranio-encéphalique d'otite peut se présenter dans deux circonstances essentielles.

I. LE MALADE PRÉSENTE DES SYMPTÔMES DU CÔTÉ DE LA MASTOÏDE. — Ces symptômes peuvent tout d'abord n'être pas dus à une lésion mastoïdienne proprement dite. *Ils peuvent relever d'une suppuration ganglionnaire sous-cutanée,* reconnaissable à sa limitation, à sa mobilité primordiale, à sa superficialité manifeste, ou *d'une suppuration sous-périostique,* dans laquelle le sillon rétro-auriculaire s'efface. Dans les deux cas, on n'aura qu'à faire une incision selon le grand axe de la mastoïde, incision qui, dans le cas de collection ganglionnaire, s'arrêtera au foyer et, dans le cas de collection sous-périostée, ira jusqu'à l'os. Un nettoyage à la gaze stérilisée et un grattage à la curette montreront que ce foyer superficiel ne cache pas quelque foyer plus profond. Le placement d'une mèche de gaze stérilisée terminera cette petite opération, dont on profitera pour nettoyer à fond la caisse, point de départ de l'infection, par le conduit auditif.

Beaucoup plus souvent, au cours d'une otite aiguë ou d'ordinaire d'une otite chronique, après un refroidissement, un coup, ou sans motif, en même temps que l'écoulement auriculaire diminue ou s'arrête, ce sont des *symptômes, non pas supra-mastoïdiens, mais mastoïdiens proprement dits, qui surgissent*: rougeur et tension de la région mastoïdienne avec conservation du sillon rétro-auriculaire, ou simple douleur profonde et localisée, soit spontanée, soit révélée par la pression de la pointe mastoïdienne et de l'ourlet horizontal qui coupe en deux la cavité de la conque.

A ces symptômes locaux, dont l'insignifiance possible ne devra pas donner le change, s'associeront les symptômes généraux de l'infection : céphalée, fièvre, même somnolence, parfois peu accentués, parfois très marqués.

En tout cas, en présence de ces trois sortes de phénomènes : modification d'un écoulement auriculaire, symptômes mastoïdiens, symptômes généraux, ou seulement de symptômes vraiment mastoïdiens, on doit intervenir de suite, sans le moindre retard, du côté de la mastoïde.

Ce n'est pas une incision superficielle qu'il faut faire. Cette incision dont, dans le cas particulier, on a voulu faire une méthode, sous le nom d'*incision de Wilde*, est aussi mauvaise que le serait une incision de la peau dans un abcès du foie. C'est tout au plus si, faisant l'office d'une saignée locale, elle peut entraîner une rémission passagère. Sans compter qu'elle n'est point sans danger; nous avons vu deux malades chez lesquels des incisions de Wilde mal soignées s'étaient accompagnées, chez l'un, de suppuration de toute la chaîne ganglionnaire cervicale, chez l'autre de nécrose de l'atlas.

Il faut ouvrir le foyer intra-osseux. Dans ce but, après avoir rasé largement la région et ramené en avant le pavillon de l'oreille, à l'aide de l'écarteur approprié, on fera, parallèlement à l'insertion de ce pavillon, une incision courbe de cinq bons centimètres, allant jusqu'à l'os, puis, après avoir pincé et tordu, sur sa marge antérieure, l'artère auriculaire postérieure si elle donne, on décollera, au détache-périoste courbe, le périoste, d'abord en arrière, puis et surtout en avant, en allant de ce côté assez loin pour découvrir largement toute la partie supérieure et postérieure de l'orifice osseux du conduit auditif. La condition essentielle pour faire sans crainte l'opération voulue, c'est d'avoir sous les yeux une large surface osseuse, beaucoup plus large que celle qu'on devra attaquer. En effet, sur cette surface on reconnaîtra de suite la région chirurgicale, limitée en arrière par le sillon doublant la crête vertico-mastoïdienne, en haut par la crête sus-mastoïdienne prolongeant la racine postérieure du zygoma, en avant par le rebord postéro-supérieur du méat, avec son épine supra-méatique et, derrière elle, la zone criblée rétro-méatique, centre de la région chirurgicale. Cette région, il ne faut pas l'oublier, était tout entière cachée sous la conque, l'épine supra-méatique correspondant à son ourlet. C'est pour cela que je recommandais tout à l'heure de chercher, non seulement à la surface mastoïdienne, mais encore dans la cavité de la conque, au niveau de son ourlet, la douleur révélatrice d'une complication mastoïdienne latente ; c'est encore pour cela que j'ai insisté sur la nécessité de récliner fortement en avant le pavillon et de décoller le périoste au delà du rebord méatique. D'autre part, cette région chirurgicale correspond directement dans la profondeur aux parties malades de la mastoïde, l'antre étant sous-jacent à l'épine rétro-méatique, et laisse en dehors d'elle les parties dangereuses que tout chirurgien, mal habitué à la mastoïde, craint de léser lors de son intervention : le facial qui se trouve en bas et en avant, à la partie postéro-inférieure du méat, la cavité cranienne qui se trouve au-dessus de la crête sus-mastoïdienne, enfin et surtout le sinus latéral qui se trouve en arrière du sillon vertico-mastoïdien. Parce qu'elle mène droit aux lésions et parce qu'elle évite les dangers possibles, c'est donc cette région que doit aborder le chirurgien et plus spécialement, dans cette région, la zone criblée rétro-méatique. Tant mieux, si c'est à son niveau que l'os paraît altéré, tant pis si c'est plus ou moins loin d'elle. La trépanation mastoïdienne doit, malgré tout, rester une opération typique. Cette opération doit se faire à la gouge et au maillet, en ayant des gouges de différentes largeurs, toutes à gros manche, bien en main, ne fuyant pas sous les coups, telles que celles dont j'ai parlé à propos du matériel de la chirurgie nerveuse d'urgence. Tout d'abord, avec la gouge la plus large, on délimitera, par trois traits formant quadrilatère avec la partie postéro-postérieure du méat, une zone d'attaque, couvrant une surface de 1 centimètre. Puis, de quelques coups de la même gouge, presque parallèles à la surface osseuse, on écaillera cette zone, en ménageant le rebord du méat formé, du reste, d'un os résistant. Dans certains cas, dès que l'on aura fait sauter l'écaille mastoïdienne, du pus sortira, ou l'on tombera dans un magma composé de pus et de débris de travées spongieuses ; alors, à la curette, on enlèvera tous ces débris en maintenant l'action de son instrument parallèle à la paroi postérieure du conduit, sans négliger de nettoyer, mais avec plus de prudence encore, autour de ce trajet. A une profondeur de 1 centimètre et demi, on sera dans l'antre, et le liquide dirigé doucement par le conduit auditif ressortira par la plaie. C'est également à cette étape de l'opération que l'on devra s'arrêter lorsque, après avoir écaillé la mastoïde, on sera tombé sur du tissu résistant spongieux, ou même compact ; alors, le tunnel à creuser jusqu'à l'antre, et qui, pas plus que dans le cas précédent, ne devra s'écarter de la paroi postérieure du conduit, aura la même profondeur de 1 centimètre et demi, et, détail ici très important, le même diamètre profondément que superficiellement. Dans ces cas, il peut arriver que l'on ne trouve, collectées dans les cellules sus-mastoïdiennes, que quelques gouttes de pus ; il se peut même que l'on trouve seulement des travées cellulaires congestionnées et vascularisées et que le pus n'apparaisse que dans l'antre même. L'opération n'en doit pas moins laisser l'esprit satisfait ; la besogne faite aura été au moins aussi bonne que dans les cas où l'on aura trouvé les cellules mastoïdiennes très altérées. Ce sont en effet les sujets chez qui elles offrent le plus de résistance à la propagation de l'infection qui présentent le plus fréquemment des complications intracraniennes. En tout cas, l'antre ouvert, on devra seringuer 1 ou 2 litres

de liquide tiède, du conduit auditif au tunnel mastoïdien, puis drainer avec de petites mèches de gaze, en
ayant bien soin que les mèches introduites par l'une
et par l'autre branche du trajet en Λ se rejoignent
dans la profondeur. Si cela était impossible, plutôt que
d'y renoncer, il vaudrait mieux décoller la partie postérosupérieure du conduit auditif membraneux de la partie
osseuse correspondante, réséquer celle-ci jusqu'à l'antre
et la cavité attico-tympanique, sans négliger de réunir
les deux parties de cette dernière par la résection de la
crête osseuse qui les sépare au niveau de la voûte du conduit, puis fendre longitudinalement le conduit membraneux
et tamponner la vaste loge ainsi formée. La caisse, l'attique et l'antre la constituent dans la profondeur, le tunnel
mastoïdien et le conduit auditif plus superficiellement,
l'attique, la caisse et le conduit auditif en avant, l'antre
et le tunnel mastoïdien en arrière formant comme les deux
canons d'un fusil que séparent en bas dans leur partie profonde le seuil surélevé de l'aditus et la partie voisine de
la paroi postérieure du conduit, formant crête, et que l'on
a dû ménager, car elles contiennent le nerf facial. En
tamponnant, on aura soin d'accoler avec les tampons
aux parois osseuses de cette loge les deux lèvres du conduit membraneux fendu, et de faire passer la mèche de
drainage par l'incision mastoïdienne. En procédant ainsi,
on n'aura à craindre aucune rétention de produits septiques. C'est là une opération pas plus difficile que la création d'un simple puits mastoïdien et qui a l'avantage, non
seulement de parer à l'indication d'urgence, mais encore
d'assurer la guérison radicale des lésions otitiques, si l'on
a ultérieurement la précaution de faire des pansements
rares, bien compressifs, malgré qu'ils soient douloureux,
et de laisser la cavité se remplir de la profondeur à la
superficie.

*Aussi préférons-nous toujours et dans tous les cas, à la
trépanation mastoïdienne, l'antro-atticotomie.*

L'une et l'autre n'offrent qu'un danger : c'est l'*ouverture
du sinus latéral*. Il est certain qu'entre les mains de l'opérateur le plus habile, au cours d'une opération bien conduite, par suite d'une échappée d'instrument ou d'une
anomalie anatomique, elle peut se produire. On portera le

doigt sur la partie saignante, puis on détergera rapidement le foyer infectieux, et ce n'est qu'après que l'on tamponnera au catgut ou à la gaze le sinus lésé. Le vrai danger de l'ouverture sinusale, ce n'est pas l'hémorragie, c'est l'infection veineuse par communication du sinus avec le foyer infectieux. Le chirurgien doit prendre tout le temps nécessaire pour y parer dans la mesure du possible et tamponner à part le foyer septique et le foyer hémorragique. L'hémorragie sinusale n'est pas une raison d'arrêter l'opération, au contraire.

Il faut bien savoir du reste que *parfois les lésions osseuses mastoïdiennes ont une disposition exceptionnelle,* si bien que l'opération méthodique ne suffit pas à les traiter.

a. Il peut s'agir d'une *mastoïdite qui est venue, parfois avec une rapidité extrême, s'ouvrir à la face interne de l'apophyse mastoïde et envoyer du côté du cou des fusées purulentes.* Cette évolution est due à une épaisseur très grande de la lame corticale externe de la mastoïde, coïncidant avec une grande minceur de sa lame corticale interne, qui peut même être, comme sur un certain nombre de crânes, criblée de perforations. Alors l'antro-atticotomie ne suffit plus; il faut y joindre la résection complète de la pointe mastoïdienne, sans craindre de faire disparaître les attaches du sterno-mastoïdien. Le foyer se prolonge du reste souvent le long de la face profonde de ce muscle, en avant duquel on devra faire une seconde incision pour drainer tout le foyer infectieux, d'une ouverture à l'autre.

b. Les lésions osseuses peuvent s'étendre dans un autre sens, à la paroi cranienne. J'ai opéré, il y a huit ans, un homme de quarante ans chez lequel, au cours d'une otite, était survenu de l'empâtement, non seulement de la région mastoïdienne, mais encore de toute la région postérieure du crâne du côté de l'oreille malade. Or, je dus, pour faire une ablation à peine complète des parties osseuses altérées, enlever large comme la paume de la main de l'occipital et découvrir le sinus latéral sur une étendue de 7 centimètres. Outre l'incision mastoïdienne, une incision horizontale, allant jusqu'à l'inion, avait été nécessaire pour mettre à nu ce vaste foyer d'ostéite. La plaie était en voie de cicatrisation lorsque, trois semaines après l'opération, le malade succomba, avec des symptômes d'infection purulente.

II. LE MALADE ATTEINT D'OTITE PEUT AVOIR BESOIN D'UNE INTERVENTION D'URGENCE PARCE QUE, AU COURS DE SES ACCIDENTS D'OTITE, OU D'OTO-ANTRITE, OU D'OTO-ANTRO-MASTOÏDITE, SURVIENNENT DES SYMPTÔMES DE COMPLICATIONS INTRACRANIENNES.

Si ces symptômes sont légers et vagues, on pourra tout d'abord se contenter d'une opération mastoïdienne très complète — à moins, bien entendu, qu'au cours de cette opération les lésions ne conduisent d'elles-mêmes à un foyer intracranien — car parfois l'ouverture attico-antrale suffit pour faire disparaître des symptômes dus sans doute à un peu de méningite séreuse ou d'œdème cérébral de voisinage.

Beaucoup plus souvent, *les symptômes de complications intracraniennes sont absolument caractérisés*. Il y a de l'élévation de température coincidant avec de la lenteur du pouls, de la céphalée diffuse, du coma permettant d'affirmer la complication intracranienne sans en préciser la nature ; ou bien à ces symptômes s'en joignent d'autres laissant soupçonner de quelle complication il s'agit : raideur de la nuque, raie méningitique, névrite optique, pour la méningite ; cordon ou abcès jugulaire pour la phlébite du sinus ; accidents cérébraux ou cérébelleux localisés, pour les abcès extradural, arachnoïdien ou intra-encéphalique.

Il y a bien peu de cas où l'on soit alors autorisé à s'abstenir. Je ne considère comme tels que les cas d'état méningitique extrêmement grave ; encore ne se fiera-t-on pas aux constatations cliniques pour légitimer son abstention et devra-t-on y joindre l'examen extemporané du liquide céphalo-rachidien retiré par ponction lombaire, liquide qui, dans le cas de méningite suppurée, sera trouble et chargé d'abondants globules blancs. Sans compter que cette ponction semble avoir eu, sur l'évolution de quelques cas bien caractérisés de méningite otitique, une influence plutôt favorable.

Dans tous les autres cas, une intervention cranienne d'urgence est indispensable.

J'envisagerai tout d'abord, pour en indiquer la marche, *deux cas exceptionnels* :

1° *Il y a des symptômes de localisation menant sur une collection très éloignée de la région auriculo-mastoïdienne* : tel était le cas de Tuffier où une monoplégie brachiale l'invita à chercher l'abcès au niveau de la partie moyenne du sillon de Rolando ; tel était encore un de mes cas où, guidé par une aphasie motrice, j'allai, après trépanation directe de la voûte au niveau du pied de la troisième frontale, nettoyer un foyer de suppuration sous-arachnoïdienne : dans ce cas, bien entendu, je terminai l'opération en nettoyant, dans un second temps opératoire, l'oreille moyenne et l'antre, point de départ de l'infection. On ne devra sous aucun prétexte, si l'on se trouve en présence d'un de ces cas tout à fait exceptionnels, négliger ou même retarder ce second temps de l'intervention, aussi essentiel que le premier.

2° Dans d'autres cas, moins rares, *il y a des symptômes très nets de phlébite du sinus latéral* : abcès au cou sur le trajet de la jugulaire, cordon dur le long de cette veine, œdème de la face par oblitération de la veine faciale, *ou bien il y a des symptômes de pyohémie* : grand frisson, collection métastatique. Dans les deux circonstances, surtout dans la première, mais aussi, et contrairement à l'avis de quelques chirurgiens, dans la seconde, le plus urgent, c'est de lier au cou la veine jugulaire pour séparer autant que possible le foyer infectieux de la circulation générale. Une incision le long du bord antérieur du sterno-mastoïdien, faite autant que possible au-dessous de la limite appréciable du caillot jugulaire, et suivie de réclinaison du muscle, puis de division à la sonde cannelée de son aponévrose profonde, mènera sans difficulté aucune sur le paquet vasculo-nerveux du cou. Parfois, on n'y trouvera pas la veine, rompue et perdue dans un foyer de suppuration. Parfois on l'y trouvera, vide et aplatie, ou volumineuse et indurée : alors, après en avoir soigneusement séparé les nerfs voisins, que la périphlébite peut rendre plus ou moins adhérents, on la liera et on la sectionnera au-dessus de la ligature ; puis on tamponnera la plaie, la laissant un moment de côté pour aborder le second temps de l'opération, le temps antro-mastoïdien, qui, ici encore, est absolument essentiel et doit se pratiquer avec les précautions un peu particulières que nous énumérerons tout à l'heure.

Ces cas, où il faut commencer l'opération d'urgence par un temps éloigné de la région auriculo-mastoïdienne, sont, je le répète, l'exception.

Beaucoup plus souvent, c'est cette région auriculo-mastoïdienne qu'il faut attaquer d'emblée.

Ou bien les symptômes, tout en indiquant une lésion intracranienne, ne permettent en rien d'en préciser la nature : il s'agit soit d'une méningite, soit d'un abcès extra ou intradural, soit d'une phlébite du sinus latéral, soit de ces trois lésions réunies, sans qu'on puisse l'affirmer, ou bien, tout en plaidant en faveur d'une collection extra ou intradurale, les symptômes ne permettent pas de la localiser ; ou bien encore, tout en permettant de la localiser, ils la localisent au voisinage du rocher : soit dans le lobe temporal pour lequel la surdité verbale est un symptôme localisable utile, soit plus rarement dans le cervelet, pour lequel les vertiges et la titubation plaident dans certains cas, sans que l'examen direct de l'oreille vienne, par la localisation des lésions osseuses, apporter à la détermination topographique de la collection un appoint bien utile.

Dans tous les cas, il n'y a pas à hésiter. C'est par la voie antro-mastoïdienne qu'on doit attaquer la lésion. On a ainsi l'avantage de supprimer au passage la lésion causale, puis de pouvoir, sans nouvelle ouverture cranienne et en prenant pour guide soit le diagnostic préalablement institué, soit en cas d'incertitude les lésions rencontrées, atteindre le foyer profond, de quelque côté qu'il se trouve.

En effet, s'il s'agit de gagner la région temporale, on n'aura qu'à agrandir, à la pince emporte-pièce, l'ouverture mastoïdienne en haut et en avant, et, juste au-dessus du méat, à ouvrir la cavité du crâne ; on aura alors sous les yeux l'espace extradural et la face antéro-supérieure du rocher. Après avoir suffisamment agrandi l'orifice osseux, rien ne sera plus facile que de décoller du doigt la dure-mère de cette face. Elle est, au niveau de la voûte de la caisse, le siège de choix des collections extradurales qui sont ainsi largement ouvertes et dont le drainage se fait à la gaze stérilisée, de la façon la plus déclive et la plus satisfaisante, par la partie sus-auriculaire de l'incision. Dans d'autres cas, la dure-mère, au niveau de la collection extradurale ou même de simples adhérences, montrera soit une ulcération, soit des altérations inflammatoires, soit une coloration et de la distension indiquant une lésion sous-jacente : on devra alors l'inciser et l'on trouvera, tantôt une collection sous-durale, tantôt de l'œdème arachnoïdien et cortical, tantôt une collection intra-encéphalique, qu'ouvrira le bistouri, plongé perpendiculairement, à plusieurs reprises s'il est nécessaire, dans la substance cérébrale. Le pus qui sortira dans ce dernier cas sera parfois extraordinairement fétide. On terminera, après un très léger lavage sans pression, en drainant cette collection intradurale à la gaze stérilisée, toujours par la partie sus-auriculaire de l'incision. On suivra la même conduite si, au lieu de la collection cherchée, on trouve un simple foyer de ramollissement cortical méningitique. Enfin, si l'on constate la présence de lésions méningées diffuses, sans s'attarder à de grands lavages méningés parfaitement inutiles, on arrachera le feuillet viscéral de l'arachnoïde sur une certaine étendue, pour permettre l'élimination, au moins relative, des produits sous-arachnoïdiens, et l'on fera une ponction lombaire, destinée à atténuer l'hydrocéphalie ventriculaire et bien préférable à la ponction des ventricules dans la plaie, ponction qui pourrait les infecter s'ils ne l'étaient pas encore, car, c'est un fait reconnu, le liquide ventriculaire peut fort bien, dans ces cas, n'être que le résultat d'une sorte d'œdème de voisinage, sans infection vraie des ventricules.

Si, au lieu de gagner la région temporale, il s'agit de gagner la région cérébelleuse, où se trouve soit un abcès extradural, soit un abcès intradural cérébelleux, soit une phlébite du sinus latéral, un obstacle semble se dresser devant le chirurgien : c'est ce sinus même qu'au cours des mastoïdectomies simples on doit tant s'ingénier à respecter. Dans le cas actuel, on doit agir tout différemment, et, prolongeant en haut et en arrière l'ouverture mastoïdienne, le mettre largement à nu ; le plus souvent, du reste, les lésions osseuses forcent à agir ainsi. Y a-t-il

un abcès extradural, il se trouve ouvert et traité par le
fait même. S'il n'y en avait point, la région bien découverte,
la marche à suivre varie suivant les cas. Les symptômes
fonctionnels et les lésions locales constatées sont-ils en
faveur d'un abcès de la loge cérébelleuse, on incisera
la dure-mère au-dessous du sinus bien visible et l'on
explorera avec le doigt ou une sonde de gomme la face
antéro-inférieure du cervelet, en contact avec la face
postérieure du rocher, et siège presque constant des collections cérébelleuses, que l'on traitera comme les collections cérébrales. S'agit-il, au contraire, d'une phlébite
du sinus suppuré ou induré, ou ramolli, si le diagnostic
préalable n'a pas permis d'aller lier tout d'abord la
jugulaire au cou, on abandonnera un instant la plaie
mastoïdienne et l'on ira faire cette ligature, puis, re-
venant à l'ouverture cranienne, on l'élargira vers le
pressoir d'Hérophile, pour lier le sinus en arrière, près
du pressoir, à l'aide de deux petites incisions durales,
parallèles à sa direction, et d'un fil de soie plate glissé
dessous avec l'aiguille de Deschamps. Le foyer infectieux
sinusal étant ainsi séparé autant que possible de la circulation générale, on ouvrira le sinus au niveau de son
coude, et l'on enlèvera à la curette mousse caillot et
pus. N'oubliant pas alors que le bulbe de la jugulaire,
renflement de cette veine qui se trouve en contact avec la
face inférieure de la base du crâne, est l'un des points où,
comme je l'ai démontré le premier, le conduit veineux
s'infecte le plus souvent, on fera sauter la crête osseuse
qui forme la paroi interne du coude sinusal et la paroi
externe du dôme jugulaire. Il ne restera plus qu'à faire
passer, à travers le trajet veineux infecté ainsi régularisé,
de la plaie cervicale à la plaie mastoïdienne, un fort
courant de liquide antiseptique, si possible même à ra-
moner le trajet avec une mèche de gaze stérilisée, enfin à
établir un bon drainage sinuso-jugulaire.

Ces interventions d'urgence pour complications cranio-
encéphaliques d'otite sont, par excellence, des interventions vitales. Elles doivent être faites même sur des malades
mourants, qui peuvent vraiment ressusciter lorsqu'est
ouverte une collection cérébrale ou cérébelleuse: il en
existe dans la science des exemples émouvants.

Le pronostic de ces interventions est du reste loin d'être mauvais. Tout abcès extradural bien traité doit guérir ; on sauve presque à coup sûr, par l'opération faite à temps, les malades qui en sont atteints. J'estime que si l'on était appelé dans les phlébites sinusales avant que l'infection générale ne soit établie, on aurait aussi des chances nombreuses d'heureux résultat ; j'en ai eu deux sur trois cas, pour ma part. Quant à l'abcès encéphalique, je le considère comme de beaucoup la plus grave des complications intra-craniennes de l'otite et je crains que les chirurgiens qui nous donnent des statistiques de 50 p. 100 de guérison ne se fassent de fortes illusions. L'acte opératoire assure, certes, au malade une survie plus ou moins longue ; donc, il faut l'exécuter jusqu'au bout, malgré qu'on sache les dangers de toutes sortes, rétention de pus, hernie cérébrale, qui menaceront ensuite l'opéré pendant de longs mois ; mais la survie est-elle susceptible d'aller jusqu'à la guérison, c'est-à-dire jusqu'à l'établissement d'un état fonctionnel compatible avec une existence normale et qui ne soit pas sans cesse sous le coup des accidents épileptiques, psychiques ou même comateux les plus graves ? J'en suis à me le demander. Pour ma part, je ne puis considérer comme guéris ni l'un ni l'autre des deux malades atteints d'abcès cérébral que j'ai, sur quatre, opérés avec succès. Il est vrai qu'il s'agissait d'adultes et que peut-être le pronostic de l'abcès encéphalique otitique est chez l'enfant moins désastreux.

Après les lésions infectieuses méningo-encéphaliques à point de départ cranien, où, nous venons de le voir, la chirurgie d'urgence a souvent un rôle essentiel à jouer, nous devons dire un mot du groupe des **infections méningo-encéphaliques par voie sanguine**, des méningites, où cette chirurgie n'a au contraire à remplir que le rôle le plus précaire. Toutefois, dans la *méningite tuberculeuse*, la ponction lombaire peut arrêter quelques heures ou quelques jours l'évolution symptomatique du mal et provoquer une rémission avec retour de la connaissance, rémission sur la valeur de laquelle on ne s'illusionnera pas plus que sur celle des rémissions spontanées de cette même affection, et, dans les *méningites d'autre pathogénie*, dans les méningites à pneumocoques, en particulier, dont l'incurabilité n'est pas absolue, elle aide parfois, en prolongeant le malade, à dépasser la période critique et à atteindre la guérison. Ce sont là des ressources que le chirurgien doit connaître, sans se faire trop d'illusions sur leur valeur.

III. — INTERVENTIONS D'URGENCE VERTÉBRO-MÉDULLAIRES.

1. — TOPOGRAPHIE VERTÉBRO-MÉDULLAIRE.

Moins fréquemment utiles que les données de topographie cranio-encéphalique, les données de topographie vertébro-médullaire sont, dans les cas de chirurgie d'urgence où elles doivent être appliquées, certainement plus difficiles à négliger si l'on veut procéder à une intervention bien localisée.

Rappelons tout d'abord QU'UN CERTAIN NOMBRE DE POINTS DE LA COLONNE VERTÉBRALE SONT RECONNAISSABLES A LA VUE OU AU PALPER ET PERMETTENT DE PRÉCISER A QUEL NIVEAU DE CELLE-CI SE TROUVE UNE LÉSION DIRECTEMENT APPRÉCIABLE. Par la bouche on atteint, en ligne droite, chez l'adulte, la partie inférieure du corps de l'axis et le corps des deux vertèbres sous-jacentes ; chez l'enfant, le corps de l'axis en entier et celui de la vertèbre sous-jacente ; de plus, le doigt explorateur enfoncé dans le pharynx cocaïné peut arriver, chez l'adulte, jusqu'au corps de la 5ᵉ vertèbre, chez l'enfant jusqu'à la 6ᵉ ou 7ᵉ. D'autre part, en arrière, on peut d'ordinaire voir, et surtout palper les saillies des apophyses épineuses 7ᵉ cervicale, 3ᵉ lombaire et 2ᵉ sacrée, saillies remplacées souvent chez l'enfant, la première par la saillie de l'apophyse 1ʳᵉ dorsale, et chez la femme la troisième par la saillie de l'apophyse 3ᵉ sacrée. Il arrive du reste fréquemment que, par suite de l'attitude du malade, ou de l'infiltration des tissus, ces points de repère apophysaires, surtout les points lombaire et sacré, sont difficiles à déterminer. On devra alors rechercher à distance des points de repère accessoires permettant de dénommer une ou plusieurs apophyses, en se basant sur les faits suivants :

1° Un plan perpendiculaire à l'axe du corps, rasant la

symphyse du pubis, passe par l'articulation sacro-coccy-
gienne ;

2° Une ligne réunissant les deux épines iliaques postéro-
supérieures passe par la première apophyse sacrée ;

3° Un plan perpendiculaire à l'axe du corps, traversant
l'ombilic, passe par la 3ᵉ apophyse lombaire chez l'adulte,
la 4ᵉ chez l'enfant ;

4° Une ligne réunissant les deux crêtes iliaques en leur
point le plus élevé passe par la 2ᵉ apophyse lombaire ;

5° Un plan perpendiculaire à l'axe du corps, rasant la
base du sternum, passe par la 2ᵉ apophyse dorsale chez
l'adulte, par la 7ᵉ cervicale chez l'enfant.

Les déterminations sur lesquelles nous venons d'insister
demandent, pour avoir toute leur utilité, à être complétées
par des notions sur LE RAPPORT EXACT DES APOPHYSES AVEC
LE CONTENU NERVEUX RACHIDIEN ET SUR LE FONCTIONNEMENT
SEGMENTAIRE DE CE CONTENU. Nous allons indiquer l'un et
l'autre en quelques mots.

1° *Rapport des apophyses avec le contenu nerveux
rachidien.* — La limite supérieure de la moelle se trouve à
mi-chemin entre le bord inférieur du trou occipital et le
bord supérieur de l'arc de l'atlas. La limite inférieure de la
moelle se trouve chez l'homme au niveau de la 1ʳᵉ apophyse
lombaire ; chez la femme au niveau de la 2ᵉ ; chez
l'enfant au niveau du bord inférieur de la 3ᵉ. Le segment
cervical de la moelle se termine au niveau du 6ᵉ espace
interépineux cervical, le segment dorsal au niveau de la
9ᵉ apophyse dorsale, le segment lombaire au niveau du
bord inférieur de la 12ᵉ apophyse dorsale, le segment sacré au
niveau du bord supérieur de la 1ʳᵉ apophyse lombaire. A la
région cervicale, il faut ajouter 1 au numéro d'une apophyse
déterminée pour avoir le numéro des racines qui naissent à
son niveau ; à la région dorsale supérieure, il faut ajouter 2 ; à partir de la 9ᵉ apophyse dorsale jusqu'à la 11ᵉ, il faut
ajouter 3 ; la partie inférieure de la 11ᵉ apophyse dorsale,
l'espace interépineux sous-jacent et la 12ᵉ apophyse corres-
pondent aux trois dernières paires lombaires ; l'espace
sous-jacent aux paires sacrées. Chez l'enfant, il faut
légèrement modifier la formule et dire : de la 1ʳᵉ à la
4ᵉ apophyse dorsale, il faut ajouter 3 pour avoir le numéro
des racines correspondantes ; de la 6ᵉ à la 9ᵉ il faut

ajouter 4. L'extrémité du cul-de-sac dural correspond au 5ᵉ espace interépineux lombaire, le fer à cheval des ganglions intracraniens sacrés au 1ᵉʳ arc sacré.

2° *Fonctionnement topographique du contenu nerveux rachidien*. — L'étude même schématique du fonctionnement topographique du contenu nerveux rachidien nous mènerait beaucoup trop loin, et nous entraînerait du reste à répéter sur bien des points ce qu'a dit le Pʳ Grasset dans un volume de cette collection (1) : on y trouvera tout ce qu'il est nécessaire de savoir sur la topographie segmentaire radiculaire, aujourd'hui bien connue, et sur la topographie segmentaire médullaire dont nous considérons les détails comme bien trop incertains encore pour permettre à eux seuls, sans l'aide d'autres symptômes, de localiser une intervention.

Il va de soi que le chirurgien usera des diverses sortes de données localisatrices de niveau que nous venons de signaler d'une façon variable suivant les cas. S'il s'agit d'une lésion à manifestations externes, par exemple d'une fracture avec saillie d'une ou plusieurs apophyses, il déterminera d'abord quelles sont ces apophyses, puis en déduira le segment nerveux correspondant, et, par comparaison avec la topographie des symptômes fonctionnels, saura si la lésion porte au même niveau sur les parties osseuses accessibles et sur les parties osseuses profondes, ou si elle est oblique et dans quel sens. Si, au contraire, les symptômes matériels manquent, le chirurgien déduira des symptômes fonctionnels le segment radiculo-médullaire correspondant, puis de ce segment l'apophyse qui lui est superposée, et c'est là qu'il opérera.

Notons encore que l'on pourra tirer des données localisatrices complémentaires de la distribution, dite *séquardienne*, des symptômes (troubles moteurs du côté de la lésion, troubles sensitifs du côté opposé), ou du caractère même des troubles sensitifs (dissociés dans le cas d'hématomyélie centrale).

(1) GRASSET. — Anatomie clinique des centres nerveux (*Actualités médicales*).

2. — INDICATIONS.

Les indications de la chirurgie vertébrale d'urgence
se résument presque toutes dans le traitement des traumatismes du rachis, les indications relevant de ses lésions
infectieuses étant tout à fait exceptionnelles.

I. — TRAUMATISMES.

Les traumatismes vertébraux doivent, au point de vue
de la chirurgie d'urgence, se diviser en deux grandes catégories : les traumatismes où la continuité de la colonne
vertébrale n'est pas interrompue : ce sont les traumatismes par coup de couteau et par coup de feu, et
les traumatismes où cette continuité est rompue, où la
colonne vertébrale est brisée : ce sont les fractures et les
luxations. Je sais fort bien qu'au point de vue anatomo-
clinique cette division n'a rien d'absolu : elle n'en reste
pas moins essentielle pour le chirurgien, car s'il est des
traumatismes par coup de feu du rachis où la continuité
de la colonne vertébrale est interrompue, ils sont beaucoup
trop rares pour qu'une thérapeutique quelconque puisse y
être utile, et s'il est des fractures ou fractures-luxations
sans interruption de cette continuité : fractures des apophyses, enfoncements des arcs, luxations unilatérales,
on n'est pour ainsi dire jamais assez sûr de leur limitation exceptionnelle pour baser sur elle la règle de sa
conduite.

La division que nous établissons est d'autant plus importante que la marche à suivre, dans chacun des deux
groupes qu'elle départage, est absolument différente.

A. **Traumatismes sans interruption de la continuité
rachidienne.** — I. TRAUMATISMES PAR INSTRUMENTS PIQUANTS OU
TRANCHANTS. — Les traumatismes par instruments piquants
ou tranchants ne menacent directement l'existence que si
l'instrument a été léser la partie tout à fait supérieure de
la moelle cervicale ; en toute autre circonstance, si la
symptomatologie se limite à l'écoulement du liquide
céphalo-rachidien ou si à cet écoulement s'ajoutent des
symptômes médullaires qui offrent presque toujours la

topographie dite *séquardienne*, le seul danger vital c'est le danger de l'infection ; on devra y parer avec d'autant plus d'attention que dans les cas même en apparence les plus graves, les symptômes fonctionnels auront, si le malade survit, une grande tendance à s'améliorer, voire à disparaître complètement : le chirurgien aura le beau rôle.

On devra donc enlever l'arme du foyer traumatique si elle y est restée, désinfecter le trajet dans sa partie extra-rachidienne, puis intrarachidienne, enfin intradurale, et terminer en suturant d'abord la dure-mère, puis les parties molles par étages.

Cette conduite type demande sur quelques points spéciaux des indications complémentaires.

1° *Lorsque l'arme est restée dans la plaie*, son ablation, parfois très facile, est le plus souvent extrêmement délicate; elle demande beaucoup de force et en même temps beaucoup de prudence, car le moindre faux mouvement peut provoquer ou exagérer les lésions médullaires. Il est donc préférable de ne tenter cette extraction qu'après avoir largement ouvert le trajet extrarachidien et, à petits coups de gouge, attaqué l'os tout autour du point de pénétration osseux de l'arme, pendant que celle-ci est immobilisée avec une pince. S'il n'est resté dans la plaie que la pointe du corps étranger, plus ou moins profondément brisé, la même conduite devra être suivie, avec plus de prudence encore.

2° *Lorsque l'arme a été arrachée*, soit par le meurtrier, soit par le chirurgien, *et que le seul symptôme est l'écoulement de liquide céphalo-rachidien*, on aura intérêt à limiter provisoirement son intervention à la partie extra-rachidienne du trajet; ne pas agrandir l'orifice osseux est une bonne condition pour que l'écoulement céphalo-rachidien s'arrête, et il y a toute chance que la partie profonde et osseuse du trajet ne soit pas infectée. En outre, les sutures de la dure-mère, pour être bien faites, nécessiteraient une très large ouverture rachidienne, sans donner la certitude que la fente durale serait bien close, car il se produit parfois de l'écoulement céphalo-rachidien après les incisions durales opératoires les mieux suturées. Bien entendu, la situation ne serait plus la même si le trajet traumatique suppurait, ou si l'on ne voyait le malade qu'au bout d'un certain temps, après établissement d'une fistule : c'est alors l'opération complète qu'il faudrait faire sans hésiter, y compris les sutures durales. Quoiqu'elles soient ici plus aléatoires encore qu'aussitôt après le traumatisme, étant donnée la friabilité de la dure-mère enflammée, elles peuvent fort bien amener, ainsi que je l'ai constaté dans un cas, la fermeture immédiate de la fistule.

3° *Lorsque l'arme a été arrachée et qu'il y a des symptômes fonctionnels*, l'opération doit porter sur tout le trajet traumatique, y compris la partie intradurale où il y a souvent des caillots à enlever. On placera quelques sutures au catgut sur la gaine arachnoïdo-piale, pour rapprocher autant que possible les deux lèvres de la section médullaire, car il semble bien que leur contact intime diminue l'épaisseur de la cicatrice qui se fait entre les parties nerveuses et facilite la réparation fonctionnelle. Puis on suturera la dure-mère. Enfin on suturera par étages les parties superficielles. Si l'on ne voyait le malade que quelques jours après le traumatisme, soit avec une plaie infectée, soit avec une fistule, soit même avec une plaie fermée, c'est encore une conduite analogue que l'on suivrait, sauf abstention possible dans le dernier cas, à cause de la bénignité relative des plaies médullaires par instrument tranchant, lorsqu'elles ne s'infectent pas.

II. TRAUMATISMES PAR COUP DE FEU. — A l'inverse des précédents, les traumatismes du rachis par coup de feu, traumatismes qui en chirurgie de guerre revêtent souvent une gravité telle qu'aucune intervention n'y est possible, offrent d'ordinaire, même avec des projectiles de petit calibre et de pénétration médiocre, un pronostic très fâcheux, dès que la moelle est directement touchée, ce qui parfois est difficile à diagnostiquer, car le passage d'une balle au voisinage de cet organe fragile peut suffire à y provoquer des lésions moléculaires dont la symptomatologie primitive ne diffère guère de celle d'une lésion destructive plus ou moins incomplète.

Lors donc qu'avec un coup de feu rachidien, les symptômes fonctionnels manquent, on peut être à peu près sûr que la balle n'a pas pénétré dans le canal rachidien, ou qu'elle n'y a pénétré que par l'extrémité de sa pointe, sans léser même la dure-mère. Son ablation ne présente pas un caractère d'urgence.

Lorsqu'au contraire il y a des symptômes fonctionnels, on peut supposer que la balle a pénétré le canal rachidien et peut-être même la dure-mère, sans savoir au juste l'importance des lésions médullaires. On pourra toutefois soupçonner qu'elles sont très graves, équivalant à la section totale de l'organe, lorsqu'on trouvera une paralysie et une anesthésie absolues, remontant jusqu'au niveau rachidien du traumatisme et jointes à de l'abolition des réflexes. Dans tous les cas, du reste, la conduite sera la même : nettoyage de la plaie, puis, après longue incision médiane, résection de la paroi postérieure du rachis sur l'étendue de trois ou quatre arcs au moins, en attaquant tout d'abord l'arc le plus inférieur dont on aura désinséré au bistouri le ligament jaune sous-jacent, et nettoyage complet du canal rachidien, d'où l'on extraiera les lambeaux de tissu, les caillots, voire même le projectile, que l'on trouvera souvent fixé dans sa paroi antérieure, c'est-à-dire dans le corps vertébral. En somme, on procédera à un nettoyage du foyer traumatique, pour parer à l'infection et assurer, dans la limite du possible, la réparation fonctionnelle.

Y aura-t-il avantage, dans ce dernier but, à rafraîchir les deux bouts d'une moelle complètement sectionnée et à les mettre en contact par des sutures au catgut, prenant dans le sens antéro-postérieur et transversal toute l'épaisseur de l'organe? Un cas récent, dû à Fr. T. Stewart (de Philadelphie) et suivi avec toute la rigueur scientifique désirable, semble donner raison à cette façon d'agir, d'une technique certainement fort délicate.

Nous avons supposé jusqu'à présent que le coup de feu a été tiré en arrière et que le rachis a été seul atteint. *Il se peut aussi que le projectile arrive à la colonne vertébrale à travers les viscères thoraciques ou abdominaux.* Dans ces cas complexes — dont celui du président Grant est le plus célèbre — le chirurgien reste presque toujours désarmé, et, en cas d'intervention possible, ce n'est point d'ordinaire du côté du rachis, mais des autres viscères lésés, qu'il doit diriger ses tentatives.

B. **Traumatismes avec interruption de la continuité**

rachidienne. — Dans cette seconde catégorie de traumatismes rachidiens, beaucoup plus commune que la précédente, puisqu'y rentre l'énorme majorité des fractures et des luxations du rachis, la conduite à tenir est bien différente : en effet, il ne s'agit plus de lésions ouvertes, mais toujours de lésions fermées. Le but du chirurgien d'urgence n'est donc pas de s'opposer à l'infection du foyer : il est de prendre toutes les mesures pour que les lésions des organes nerveux contenus dans le canal rachidien ne soient pas aggravées par le déplacement des fragments, et d'atténuer, dans la mesure du possible, les conséquences de celles qui existent déjà.

Son rôle sera double :

1° Faire transporter le blessé avec les précautions nécessaires ;

2° Immobiliser le rachis d'une façon durable et traiter le foyer traumatique.

I. Transport du blessé. — Le transport du blessé constitue véritablement, dans le traitement d'urgence des fractures et luxations vertébrales, un temps essentiel, dont la bonne exécution réduit au minimum, c'est-à-dire à ce qu'en a produit le traumatisme même, les lésions médullaires qui les accompagnent et dont dépend presque uniquement le pronostic. On a vu des blessés, étendus sur le sol après l'accident, non paralysés, voir tout mouvement cesser dans leurs membres inférieurs, et même, s'il s'agissait d'une lésion cervicale supérieure, succomber, lorsqu'on les eut déplacés.

On devra donc faire apporter, à côté de l'endroit où s'est produit l'accident, une planche suffisamment large et longue pour que le blessé puisse y être étendu dans toute sa longueur : rallonge de table, planche à repasser, porte rapidement descellée et dont on aura fait sauter les encadrements, puis sur cette surface dure on étendra deux ou trois draps, de façon à faire une dizaine d'épaisseurs de linge.

Reste à y transporter et disposer le blessé.

1° *S'il s'agit d'un traumatisme cervical,* luxation ou fracture-luxation, le blessé va y être placé sur le dos. Un oreiller ou un traversin sera déposé au niveau où devra porter le cou. Puis les aides soulèveront le sujet. Les moins habiles glisseront leurs mains sous les membres inférieurs, sous les fesses et sous le thorax ; deux aides sûrs feront de même à la région omoplatique, l'un placé à droite, l'autre à gauche, chacun la main droite sous l'épaule de son côté et la main gauche allant, à la ligne médiane, rejoindre la main gauche de l'aide placé en face en soutenant la région cervico-dorsale du rachis sans lui imprimer le moindre mouvement. Le chirurgien se chargera de la tête et du cou, sous lesquels il glissera et disposera ses deux mains, sans modifier l'attitude produite par le traumatisme. Les aides étant prêts et attentifs au commandement, le blessé sera doucement soulevé à un mètre environ, puis déposé sur la planche que les aides aborderont les pieds du sujet en avant, en passant à droite et à gauche. Leur progression s'arrêtera lorsque le cou sera au niveau du coussin. Le blessé est-il dos en bas, il suffira alors de le déposer, le chirurgien veillant attentivement à ce que tête et cou ne fassent aucun mouvement, et dans ce but ne retirant les mains d'en dessous que lorsqu'il les sentira bien callées sur le coussin tassé. Le blessé est-il dos en haut, il faut, avant de le déposer, le retourner, manœuvre que l'on facilitera beaucoup en mettant la planche verticale et en s'en servant comme point d'appui.

2° *S'il s'agit d'un traumatisme dorsal ou lombaire,* fracture presque toujours, c'est sur le ventre que devra être étendu le blessé. Pour le soulever, les aides se chargeront de la partie inférieure et de la partie supérieure du tronc, le chirurgien de la région blessée qu'il soutiendra des deux mains. Le coussin cervical servira à faciliter la respiration. Un autre coussin large et plat aura été placé sous le ventre et le bassin. L'un et l'autre s'opposeront à une flexion exagérée du rachis en avant.

Le blessé, ainsi déposé sur une surface plane, sera débarrassé, et seulement àlors, de ses vêtements qu'on n'hésitera pas, à la moindre difficulté, à fendre au niveau des membres et qu'on coupera toujours en longueur au milieu du dos, lorsqu'il s'agira d'un traumatisme dorsal ou lombaire, pour les retirer par les côtés, à droite et à gauche, sans imprimer de mouvements au corps.

II. Immobilisation et traitement. — Ces temps préliminaires, mais essentiels, du traitement d'urgence, exécutés, reste à aborder le traitement lui-même.

Il nous faut, pour l'expliquer clairement, scinder les faits en plusieurs groupes.

1° *S'il s'agit d'un traumatisme cervical*, fracture ou luxation, le blessé a été couché sur le dos, parce qu'il n'y a jamais alors d'intervention sanglante d'urgence à exécuter.

a) *S'il n'y a que le symptôme matériel d'un déplacement vertébral*, ce qui ne se voit guère qu'avec les luxations, on n'essaiera pas de réduire, la souplesse et l'attitude du cou n'ayant qu'une importance très secondaire à côté des accidents graves que pourrait entraîner la réduction. On s'estimera heureux que le traumatisme n'ait pas lésé la moelle. On se contentera donc de fixer les parties osseuses, à l'aide d'un appareil plâtré, dans la position qu'elles ont prise, jusqu'à consolidation.

b) *S'il y a à la fois des symptômes matériels et des symptômes fonctionnels*, si graves, si immédiatement menaçants que paraissent ces derniers, il faudra d'abord réduire le déplacement, puis immobiliser le cou redressé dans un appareil plâtré, comme ci-dessus.

Dans toutes ces circonstances, mais surtout lorsqu'il y a une réduction à exécuter, des accidents mortels peuvent survenir au cours des manœuvres opératoires. Le chirurgien doit en prévenir l'entourage, sans reculer cependant leur exécution, étant donnée leur nécessité absolue.

Ceci posé, décrivons successivement : la réduction, l'immobilisation.

1° Réduction. — Pour pratiquer la réduction, la planche qui sert de support au blessé étant placée sur une table peu haute, et solide ou sur un lit, du chloroforme sera donné au blessé. Deux aides vigoureux se placeront à droite et à gauche pour croiser leurs mains sur les épaules et faire, par traction vers les pieds, de la contre-extension. Le chirurgien, de son côté, placera une main de chaque côté de la tête, sous le maxillaire côté pouce, et sous l'occiput côté doigts, et, s'appuyant du genou sur le support de la planche, il pratiquera l'extension. Dans la fracture-luxation, cette extension se fera suivant l'axe même du corps. Dans la luxation pure, on la fera précéder de quelques tentatives de dégagement différentes suivant le sens du déplacement vertébral. Les conseils de Richet à ce sujet gardent toujours la valeur d'une formule classique : « Si on a affaire à une luxation en avant, pour dégager les apophyses articulaires inférieures qui ont sauté en avant des supérieures, on doit exagérer un peu le mouvement de flexion, puis reporter lentement et doucement la tête et le cou dans le renversement en arrière. Dans la luxation latérale, il faut d'abord, pour dégager l'apophyse, incliner la tête et le cou du côté opposé à la luxation, puis c'est à la rotation vers le côté brisé qu'il faudra avoir en dernier lieu recours. » Ces manœuvres de dégagement devront être très prudentes ; quant à l'extension directe, elle nécessitera presque toujours au contraire que le chirurgien aille jusqu'à l'extrême limite de ses forces pour voir le cou reprendre son attitude normale en même temps d'ordinaire qu'il sentira un ressaut et entendra un craquement caractéristiques.

Le déplacement réduit, extension et contre-extension ne doivent pas être abandonnées avant que la colonne vertébrale ne soit fixée dans sa position réduite.

2° Immobilisation. — Pendant que le chirurgien s'est occupé de la réduction, un aide a préparé tout ce qu'il faut pour la confection rapide de l'appareil plâtré qui doit la maintenir : eau ; plâtre ; mince et large couche de coton hydrophile ; pièces de tarlatane ; une pièce en **T** ayant un mètre de long et 25 centimètres de large pour chaque branche, ou plus si le sujet est très adipeux ; des bandes de 7 ou 8 épaisseurs, au nombre de quatre, deux de 1^m,20 de long et 10 centimètres de large, deux de 80 et 7 centimètres. Au dernier moment, le plâtre sera gâché peu épais et les pièces découpées y seront plongées pour en être parfaitement imprégnées.

Le chirurgien et les aides contre-extenseurs, tout en maintenant la réduction, attirent alors la tête, le cou et le thorax du patient hors de la planche de soutien. Ceci fait, l'aide chargé de la confection de l'appareil enveloppe la région d'une couche de coton hydrophile, en en doublant et même triplant l'épaisseur au niveau des oreilles et du larynx, puis place ses pièces préparées : d'abord les pièces en bandes longues dont le milieu est posé sur chaque épaule et les bouts attirés en bas obliquement vers le côté opposé du corps, si bien que la contre-extension sera désormais faite à l'aide des extrémités de ces bandes formant sangle, ce qui dégage le haut du thorax des mains de deux aides, puis la bande en ⊥ dont la branche transversale accolera au thorax les bandes thoraciques, tant postérieures qu'antérieures, et dont la branche verticale suivra le cou, puis la ligne sagittale pour aboutir au front; enfin, la pièce en bandes courtes disposées l'une sous le menton, l'autre sous l'occiput, nouées sous les oreilles et à l'aide desquelles le chirurgien va désormais faire l'extension. Enfin, à l'aide de bandes roulées, l'aide applique par des circulaires l'appareil autour de la tête, autour du cou, autour du thorax, et le complète par des fragments de bandes de différentes longueurs découpés extemporanément aux ciseaux et de longueurs diverses suivant les parties de l'appareil qu'il s'agit de consolider.

L'extension et la contre-extension ne seront abandonnées que lorsque l'appareil sera sec et assurera de lui-même l'immobilité de la région.

On le voit, le traitement d'urgence des traumatismes du rachis cervical est grave et délicat ; grave parce que le blessé peut succomber au cours des manœuvres qu'il nécessite ; délicat parce que la confection de l'appareil immobilisateur, simple et facile pour le chirurgien habitué, suscitera, pour celui qui ne l'est pas, toutes sortes de difficultés pratiques.

2° *S'il s'agit d'un traumatisme dorsal ou lombaire*, la conduite à suivre a dans ce second cas un double but : nettoyer le foyer de fracture de tous les agents de compression ou d'irritation radiculo-médullaire qu'il peut contenir ; assurer l'immobilité ultérieure de ce foyer pour en poursuivre la consolidation en aussi bonne position que possible, tout en évitant au blessé les escarres fessières ou talonnières et les accidents septiques qui viennent compliquer si souvent l'évolution ultérieure de leur accident.

Les interventions ou manœuvres à exécuter pour atteindre ce double but sont loin de présenter l'extrême gravité immédiate de celles que nous venons de décrire à propos des traumatismes cervicaux.

D'autre part, au point de vue du degré de leur urgence elles demandent à être sériées.

1° La plus indispensable de toutes, si indispensable que son urgence et la nécessité de sa bonne exécution ne sont pour ainsi dire pas discutées, c'est l'*immobilisation* dans de bonnes conditions.

2° Quant au *nettoyage direct du foyer de fracture*, les opinions les plus diverses ont été émises. Moi-même, après de nombreuses variations, et me basant sur une expérience personnelle très étendue, je considère actuellement qu'il faut toujours pratiquer ce nettoyage. L'opération n'est pas grave ; je n'ai observé aucun cas où la mort du blessé puisse lui être attribuée. D'autre part, son utilité vitale et fonctionnelle est indiscutable. Chez les blessés dont la moelle a été lésée par le traumatisme d'une façon irréparable, elle permet certainement une survie beaucoup plus longue que l'abstention : presque tous les blessés que j'ai pu opérer, si gravement atteints qu'ils fussent, eussent-ils même une section haut située et pour ainsi dire complète de la moelle, ont survécu deux ou trois ans, et pour quelques-uns beaucoup plus, avec des escarres, des infections vésicales et des troubles spasmodiques certainement bien moindres que les blessés non opérés. J'attribue ce résultat à ce que leur moelle avait été libérée dans la plus large mesure possible des agents d'irritation, sang, esquilles, qui l'entouraient, d'où suppression ou atténuation de la myélite ascendante, entravée, bien entendu, d'autre part, par une surveillance rigoureuse des infections vésicales et escarrotiques qui se produisent malgré tout. D'autre part, chez les blessés dont la moelle est seulement comprimée ou contusionnée, ou dont les lésions nerveuses, dues à une fracture vertébrale sous-jacente à la troisième lombaire, portent sur la queue de cheval, le résultat fonctionnel du nettoyage du foyer peut être plus satisfaisant encore, et aller jusqu'à la guérison véritable. J'ai au moins sept ou huit de mes opérés chez qui j'ai enlevé par l'opération des agents de compression intrarachidiens qui n'auraient pas disparu spontanément, et qui ont pu reprendre une vie active, voire même laborieuse.

C'est pourquoi je considère aujourd'hui que l'on doit,

sous réserve de quelques cas désespérés, ouvrir et nettoyer
d'urgence le foyer dans toutes les fractures vertébrales :
conduite d'autant plus logique qu'on ne sait jamais, en
présence d'un cas de ce genre, si les symptômes fonctionnels que l'on constate seront plus ou moins curables
spontanément, alors que l'opération ne peut qu'augmenter
la fréquence et le degré de leur curabilité.

Donc, on procédera successivement : à la confection
d'un appareil immobilisateur ; à l'opération.

1° *Confection de l'appareil immobilisateur.* — L'appareil immobilisateur que j'emploie actuellement toujours
dans ces cas et qui, en répartissant les pressions sur toute
la surface du corps, est certainement celui qui s'oppose
le plus à l'évolution grave des escarres, c'est le lit plâtré,
modelé sur le malade lui-même.

Voici comment je procède à sa confection.

Le malade étant, comme nous avons dit, couché sur le
ventre et débarrassé de ses vêtements, est disposé les jambes
légèrement écartées et les bras à peu près parallèles au.
corps ; en un mot, dans la position du repos complet. Puis
il est recouvert, des pieds à la tête, d'une couche régulière
et épaisse de coton hydrophile. Du plâtre épais est préparé
ainsi que de larges bandes, coupées préalablement à une
longueur de $1^m,20$ à $1^m,50$, suivant la corpulence du
blessé. Le chirurgien trempe ces bandes dans le plâtre, puis,
des pieds à la tête, les dépose perpendiculairement à l'axe
du corps en les laissant déposer d'abord par leur milieu
et s'étaler par leur poids. Il les imbrique, les double au
besoin de bandes chargées de plâtre, surtout au
niveau des creux qui se dessinent sur la périphérie du
corps et entre les jambes. Il continue jusqu'à ce qu'il ait
obtenu une large carapace, qui se soulève tout d'une
pièce. Retournée, elle présente en creux le moulage de la
partie postérieure du corps du blessé. On fore dans ce
moulage un orifice correspondant à l'anus et à la partie
supérieure de l'entrejambe, puis on régularise, à l'aide de
bandes bordantes, tout le pourtour de l'appareil, on
épaissit sa face convexe, et on y incorpore de très solides
bandes de toile disposées transversalement à quatre ou
cinq hauteurs différentes et destinées à le consolider.
Ainsi préparé, le lit plâtré est déposé sur un matelas bien

horizontal et suffisamment mou pour qu'on puisse glisser entre l'appareil et lui un récipient plat destiné à recevoir l'urine et les matières. Puis le lit plâtré est recouvert d'une couche épaisse et régulière de coton hydrophile. On n'aura plus qu'à y déposer sur le dos, après l'opération, le blessé qui s'y trouvera dans la position de repos absolu, sans pressions locales provocatrices d'escarres.

Ajoutons qu'une fois le moulage pris et la carapace enlevée, le chirurgien l'aura confiée à un aide pour la compléter et la disposer comme nous venons de l'indiquer.

Il lui restait en effet à remplir une tâche fort délicate : le nettoyage du foyer de la fracture.

2° *Nettoyage du foyer de la fracture.* — Pour enlever du foyer d'une fracture vertébrale tous les agents d'irritation médullaire, on fait, sans déplacer le blessé, sur la ligne médiane une longue incision allant jusqu'aux apophyses épineuses dont on dénude rapidement les deux versants ainsi que la partie postérieure des arcs sur l'étendue de trois ou quatre vertèbres au moins. Puis, après avoir enlevé les apophyses à la pince coupante, et désinséré de son attache supérieure le plus inférieur des ligaments jaunes visibles, on attaque l'arc sus-jacent avec une pince emporte-pièce à un mors plat et, l'ouverture vertébrale amorcée, on l'agrandit très rapidement sur la hauteur de trois ou quatre arcs. Le canal rachidien ouvert, on en enlève les caillots, les esquilles mobiles, on fait prudemment sauter au ciseau les arêtes osseuses fines et on tamponne patiemment jusqu'à ce qu'il ne coule plus de sang. Au besoin on applique quelques sutures radiculaires, faites le plus souvent à l'aveugle, mais qui peuvent être utiles au niveau de la queue de cheval. On termine par des sutures au catgut en étage et par un pansement légèrement compressif.

L'opéré sera déposé dans le lit plâtré préparé, et se trouvera dès lors dans les meilleures conditions pour survivre en présentant le minimum possible de troubles trophiques et fonctionnels.

Ajoutons, quoiqu'il ne s'agisse plus là de chirurgie d'urgence, que les soins du côté de la vessie, des intestins et des escarres joueront dans l'évolution ultérieure des cas ainsi traités un rôle essentiel, et, d'autre part, qu'au bout de quelques jours on fera préparer une table solide avec quatre poignées, des anneaux métalliques et un orifice correspondant à l'orifice ano-vésical du lit plâtré. Celui-ci y sera déposé et fixé bien horizontalement, avec quelques poignées de plâtre. Dès lors le malade pourra être soulevé et même transporté sans secousses dans son lit plâtré qui constituera le plus pratique et le plus propre des appareils où puisse être déposé un blessé atteint de fracture vertébrale, et, soit dit en passant, n'importe quel paraplégique condamné au décubitus horizontal.

II. — LÉSIONS INFECTIEUSES.

En dehors des traumatismes, la chirurgie d'urgence ne rencontre dans les lésions vertébro-médullaires que des indications tout à fait exceptionnelles.

Elles sont toutes relatives à des lésions infectieuses.

I. **Mal de Pott.** — Du côté des os, le mal de Pott, si pressante qu'y soit l'immobilisation, ne présente d'indications véritablement urgentes que dans deux circonstances tout à fait rares.

a) *Lors de fracture d'un foyer vertébral pottique.* Cette fracture, étant donné le peu de solidité du rachis au niveau de la lésion tuberculeuse, peut résulter d'un traumatisme même léger. On devra ouvrir le foyer de fracture, car le plus souvent dans ces cas la compression médullaire qui s'est brusquement produite est due au déplacement d'un séquestre vers le canal rachidien. C'est en avant du fourreau dural, du côté de la lésion tuberculeuse des corps, que l'on devra aller presque toujours chercher ce séquestre. On s'abstiendra d'ouvrir la dure-mère, de crainte de provoquer une infection méningée tuberculeuse. Puis, après avoir suturé les unes aux autres les apophyses épineuses sus et sous-jacentes à l'ouverture rachidienne opératoire, on fermera la plaie par étages. On devra ensuite immobiliser la colonne vertébrale. S'il s'agit d'un adulte. on emploiera dans ce but le lit plâtré que nous avons décrit à propos des fractures rachidiennes proprement dites ; s'il s'agit, ce qui est beaucoup plus fréquent, d'un enfant, on lui mettra des bottes plâtrées et, après l'avoir suspendu par les pieds, on l'enveloppera d'un appareil plâtré bien ouaté, dont l'application sera faite avant de le réveiller. La plaie guérira toute seule dans l'un ou l'autre de ces appareils sans que l'on ait à s'en occuper.

b) *Lorsqu'un abcès froid devient le siège d'une infection secondaire.* Cela se produit lorsqu'un abcès froid s'ouvre dans un viscère, poumon, intestin, vessie, et alors on n'aura pas grand'chose d'utile à tenter. Cela peut se produire aussi au cours de l'évolution d'un abcès froid fistulisé, dont il faudra agrandir l'orifice, cureter et laver, puis tamponner la poche. Cela peut même se produire avec un abcès froid fermé, qui s'infecte sans doute par la voie sanguine, qui s'échauffe et qui tend à prendre une évolution phlegmoneuse : on devra alors ouvrir au point le plus saillant, et nettoyer la poche, en allant jusqu'au foyer osseux. On n'oubliera pas, en ouvrant ces abcès froids réchauffés, que, malgré l'œdème et la rougeur de la peau, la poche en est d'ordinaire très profonde, surtout à la région lombaire.

Si cet abcès froid réchauffé siégeait à la région rétropharyngée, région où certains abcès même complètement froids doivent parfois, par exception, être aussi ouverts, et ouverts d'urgence, leur incision devrait se faire, non par la bouche, mais par la partie latérale du cou, en agissant comme pour la ligature de la carotide, et refoulant en dehors le paquet vasculo-nerveux. Il s'agit là en effet de suppurations qui, chaudes ou froides, ont pour point de départ une lésion osseuse, et n'auront aucune tendance à la cicatrisation ; elles n'ont rien de commun avec le véritable abcès rétro-pharyngien purulent qui s'ouvre beaucoup plus simplement par la bouche.

II. Ostéomyélite vertébrale. — L'ostéomyélite vertébrale, affection rare, nécessite toujours, lorsqu'on la rencontre, une intervention d'urgence : il faut, le plus hâtivement possible, ouvrir le foyer, et, ainsi que je l'ai pratiqué dans trois cas, cureter et enlever les parties osseuses malades ; c'est le seul moyen d'éviter l'extension du processus aux viscères ou aux méninges, ainsi que les accidents pyohémiques, et de sauver le malade.

Il faut bien dire du reste que la tâche la plus difficile du chirurgien est, dans ces cas, moins l'opération elle-même que le diagnostic du mal, pris souvent, surtout lorsqu'il attaque les corps vertébraux et non les arcs qui en sont le siège de prédilection, pour une angine, une fièvre typhoïde, une endocardite, si bien qu'en présence d'un état infectieux mal déterminé chez un adolescent, on devra toujours songer à sa possibilité.

III. **Périméningite suppurée.** — Du côté du tissu cellulo-graisseux périméningé, la périméningite suppurée nécessiterait aussi une large résection d'arcs d'urgence, si on pouvait la diagnostiquer. On songera à elle lorsqu'au cours d'une suppuration périvertébrale quelconque, on constatera l'apparition d'une rachialgie intense avec symptômes méningo-médullaires ; il s'agit du reste alors de périméningite secondaire, la périméningite primaire étant demeurée, jusqu'à présent, absolument réfractaire à toutes les tentatives de diagnostic.

IV. **Rhumatisme vertébral.** — Ajoutons que le rhumatisme vertébral aigu peut nécessiter des manœuvres qui, sans rentrer absolument dans la chirurgie d'urgence, n'en doivent pas moins être hâtivement exécutées. Elles ont, bien entendu, comme but l'immobilisation de la région en bonne position. Pour le rhumatisme cervical avec torticolis, c'est une minerve plâtrée, appliquée sur la tête redressée, qui sera nécessaire. Pour le rhumatisme des autres régions du rachis, le lit plâtré, où l'on ne placera le malade que lorsqu'il sera bien sec, est certainement ce qu'il y a de mieux, associé bien entendu au traitement antirhumatismal, pour éviter les douleurs et les ankyloses en attitudes défectueuses.

IV. — INTERVENTIONS D'URGENCE
SUR LES NERFS.

1. — TOPOGRAPHIE CHIRURGICALE.

Les données de topographie anatomique des nerfs, utiles au chirurgien d'urgence, trouveront leur place tout à l'heure à propos des descriptions opératoires correspondantes. Quant à leur topographie fonctionnelle, elle est trop connue pour que nous nous y arrêtions. Nous n'en rappellerons que l'essentiel. Ainsi à la main, le cubital donne la sensibilité au côté interne sur la largeur du petit doigt et de la moitié interne de l'annulaire, plus, du côté dorsal, à la moitié externe de la base de ce dernier et à la moitié interne de la base du médius ; le médian donne la sensibilité à la partie restante de la paume, et sur le dos à l'extrémité de l'index, du médius et de la moitié externe de l'annulaire ; enfin le radial, non représenté à la paume, innerve au dos le pouce et la base de l'index ainsi que de la moitié externe du médius. D'autre part, au pied, sur la face supérieure, la plus facile et la plus utile à explorer, la partie la plus interne du gros orteil dépend du saphène interne, branche du crural, et tout le reste du sciatique poplité externe, mais par des branches diverses : le saphène externe pour la moitié du petit orteil, un petit triangle à pointe postérieure englobant la partie externe du gros orteil et la partie interne du second, pour le tibial antérieur, le restant du dos du pied pour le musculo-cutané. Quant aux territoires moteurs des nerfs, moins communément connus d'une façon précise, ils sont beaucoup moins utiles à connaître en chirurgie d'urgence, les lésions de nerfs dont nous allons avoir à nous occuper étant presque toujours compliquées de lésions des muscles ou des tendons qui rendent difficile ou illusoire l'interprétation des troubles moteurs constatés.

2. — INDICATIONS.

Il s'agit en effet toujours de traumatismes.

Ils sont de deux sortes : des sections de nerf par un agent vulnérant, soit une balle, soit beaucoup plus souvent un instrument tranchant : scie circulaire, coup de couteau, fragment de verre ; des sections de nerf par les pointes ou les esquilles d'une fracture, ouverte ou sous-cutanée.

Dans tous ces cas, l'intervention d'urgence est, sans aucune réserve, indiquée, pour assurer le rétablissement fonctionnel le plus rapide possible dans le territoire du nerf lésé, et éviter les dégénérations nerveuses, les adhérences des bouts de nerf au tissu cicatriciel, leur englobement dans ce tissu, qui rendent particulièrement difficiles et aléatoires les opérations retardées.

D'une façon générale, l'opération a pour but essentiel la suture du nerf ou des nerfs lésés.

Suture des nerfs. — Pour exécuter cette suture, la plaie traumatique ou opératoire est bien débarrassée des caillots et des débris musculaires qu'elle peut contenir, puis les deux bouts du nerf, pour la découverte desquels il est souvent nécessaire, surtout du côté du bout supérieur, de disséquer plus ou moins leur trajet connu, sont avivés, c'est-à-dire chacun débarrassé de leurs extrémités dilacérées et plus ou moins recouvertes de la gaine dans laquelle le nerf s'est rétracté. Pour cet avivement on prendra un instrument très tranchant, un bon bistouri, de préférence aux ciseaux qui écrasent toujours plus ou moins, et on sectionnera, perpendiculairement à son axe le nerf. Les sections obliques ont l'inconvénient de rendre les surfaces, après suture, glissantes l'une sur l'autre. Quant aux sections en cône, rentrant sur un bout, saillant sur l'autre, elles ne sont guère applicables dans les cas de lésion récente qui nous occupent; pour ma part je les réserve aux sections anciennes où le bout central, renflé et induré, se prête parfaitement à la confection du cône rentrant. Les deux surfaces nerveuses, de préférence donc perpendiculaires à l'axe du nerf, seront alors mises au contact, sans aucune interposition de tissu ou de sang ; elles y seront maintenues en saisissant, sur un ou sur les deux bouts, le névrilemme à 2 centimètres au moins de l'extrémité nerveuse. Des aiguilles courbes et rondes, sans chas débordant, et du catgut serviront pour la suture. Celle-ci se fera soit en prenant seulement le névrilemme et en faisant tout autour du nerf une couronne de sutures, soit, de préférence, en traversant le nerf de part en part, d'avant en arrière sur un bout, d'arrière en avant sur l'autre, de chaque côté à 1 centimètre de la surface de section, et en liant sans serrer ; une ou deux de ces sutures transnerveuses seront nécessaires, selon le volume du nerf ; on y joindra un certain nombre de sutures d'appui prenant, à quelques millimètres de la surface de section, le névrilemme et les couches superficielles du cordon nerveux. Le nerf ainsi suturé sera enveloppé, autant que possible, dans un fourreau d'aponévrose destiné à s'opposer à ses adhérences ultérieures. Les parties sous-jacentes seront suturées au catgut. Enfin le membre, placé dans l'attitude légèrement fléchie, favorable au contact des extrémités nerveuses, sera fixé par un appareil plâtré où il restera trois semaines. On retrouvera, tombées dans le pansement, les parties exubérantes des sutures cutanées, dont la partie profonde aura été résorbée.

La suture des nerfs, telle que nous venons de la décrire, présente assez souvent des **difficultés complémentaires**.

a) *Elles peuvent être dues à ce que, le nerf ayant été sectionné en un point où il se divisait, on a à suturer deux bouts périphériques à un seul bout central.* — Dans ce cas, on fera toujours un nombre de sutures intranerveuses égal au nombre des bouts périphériques, en faisant ressortir une suture par chacun de ces bouts. On terminera, ici encore, par quelques sutures superficielles.

b) *Elles peuvent être dues à la difficulté qu'on a de rapprocher les bouts central et périphérique du nerf,* rétractés trop loin, ou dilacérés sur une trop grande étendue. On cherchera alors, après avivement parcimonieux mais suffisant des extrémités nerveuses, à provoquer leur contact par flexion du segment de membre, et, si cette manœuvre ne suffit pas, par élongation digitale du bout central. Son allongement sera surtout dû à la rupture des adhérences normales du nerf avec les parties voisines ; on ne devra pas toutefois le pousser au delà de un centimètre pour les nerfs moyens, et de deux pour les très gros nerfs, en étant d'autant plus réservé que le nerf aura été lésé plus près des centres. Si ces moyens ne suffisent pas, on pratiquera la suture au catgut à distance, exécutée comme la suture ordinaire, mais sans essayer d'obtenir la mise en contact des surfaces nerveuses. Cette suture à distance au catgut, d'une application très simple, n'exigeant aucun matériel autre que celui qu'a sous la main le chirurgien pour une suture nerveuse quelconque, est bien préférable aux drains d'osséine, aux dédoublements de nerfs, aux greffes, où, malgré les apparences, les pièces interposées aux deux extrémités nerveuses jouent purement et simplement le même rôle que les fils de catgut, c'est-à-dire un rôle de conducteur pour les fibres régénérées venant du bout central du nerf. Quant à l'anastomose nerveuse, c'est-à-dire à l'introduction du bout périphérique d'un nerf sectionné dans une boutonnière faite à un nerf voisin, elle n'est applicable que dans les cas où deux nerfs sont très rapprochés, dans la plaie, ou à son voisinage immédiat. On n'hésitera pas à la pratiquer toutes les fois qu'elle sera possible, sans craindre du changement de voie qui va en résulter pour l'influence nerveuse la moindre perturbation fonctionnelle.

Il ne faut pas croire du reste que, la suture nerveuse exécutée, la tâche du chirurgien soit terminée. Il lui reste :

1° *S'il s'agit d'une plaie de nerf par instrument tranchant*, à suturer les tendons ou les muscles qui ont été le plus souvent, sinon toujours, sectionnés en même temps. L'oubli de ces sutures pourrait, malgré la restauration du nerf, entraîner les déficits fonctionnels les plus fâcheux.

2° *S'il s'agit d'une plaie de nerf par fracture,* le chirurgien doit enlever les lambeaux de périoste et les esquilles, suturer les extrémités osseuses fracturées et séparer le nerf du foyer de fracture, autant que possible par l'interposition d'une couche aponévrotique ou musculaire, manœuvres ayant pour but d'éviter l'englobement du conducteur nerveux dans le tissu cicatriciel d'origine ostéo-périostée et les troubles fonctionnels qui en seraient la conséquence.

Nous n'avons pas besoin d'ajouter que le chirurgien peut avoir à appliquer les règles que nous venons d'énoncer en de nombreuses parties du corps : presque tous les nerfs peuvent être atteints par un corps tranchant, beaucoup peuvent être lésés par un os de fracture ; mais on peut dire que les neuf dixièmes au moins des cas qu'il aura à traiter d'urgence ressortissent à deux variétés topographiques : la lésion à ciel ouvert du médian et du cubital au poignet, la section du radial au bras par une fracture de l'humérus. Nous allons préciser en deux mots la technique qu'il doit suivre dans ces deux circonstances.

1° *Section du médian et du cubital au poignet.* — Il s'agit le plus souvent d'une section des parties molles faite transversalement par une scie circulaire ou par un fragment de vitre brisée. Elle pénètre profondément presque jusqu'à l'os, et donne issue à un ou plusieurs jets de sang artériel. On placera donc tout d'abord, au-dessus, au niveau du coude, une bande élastique, que l'on s'abstiendra d'enrouler à partir de l'extrémité du membre pour ne pas refouler en haut, avec les ventres musculaires, le bout supérieur des parties sectionnées. Puis, la plaie détergée, on la complétera par deux incisions verticales, pour lui donner la forme d'un ⊔ ou d'un ⊢, et après soulèvement du ou des lambeaux avoir sous les yeux toute la région lésée. Ce ne sont pas seulement des nerfs qui s'y trouvent coupés, mais toujours, conjointement, des artères et des tendons, plus superficiels que les nerfs eux-mêmes. On pincera d'abord, puis liera les artères, bout central et bout périphérique; ensuite on s'occupera des nerfs que l'on suturera à leur tour : ils se trouvent, le nerf cubital en dedans, au contact du tendon du cubital antérieur, et le nerf médian en dehors, presque au contact du tendon du long supinateur. Il est rare que ces deux tendons juxta-nerveux soient gravement endommagés. On laissera donc à leur contact les nerfs suturés sur lesquels on rabattra l'aponévrose sus-jacente, pour les isoler des nombreux tendons situés à la partie centrale de la plaie et que l'on suturera également. On terminera en suturant sur ces tendons l'aponévrose superficielle et la peau.

Il est tout à fait rare que l'on ait en outre à aller chercher et suturer le nerf radial, situé derrière le long supinateur et le bord antéro-interne du radius qui ont suffi presque toujours à le protéger.

Il est plus fréquent qu'un seul des nerfs soit non pas coupé, mais embroché par un corps piquant, un débris de verre ; on devra, malgré l'apparence minime de la lésion, agrandir sans hésiter la plaie et aller extraire du nerf le corps étranger, avant qu'il n'ait provoqué dans sa continuité la production de tissu cicatriciel.

On assurera, dans tous les cas, le repos de la région opératoire, par un pansement maintenant le poignet fléchi.

2° *Lésion du radial par une fracture de l'humérus à la partie moyenne du bras.* — Quoiqu'il s'agisse presque toujours d'une fracture non ouverte, la lésion du nerf, aisément reconnaissable à ce que le poignet est pendant, nécessite, ici encore, une intervention immédiate. Le long et en avant de la gouttière interne du biceps, on fera une incision de 15 à 20 centimètres, dépassant largement en haut et en bas le niveau du foyer de la fracture ; on traversera l'aponévrose superficielle, et, ayant pénétré dans la loge du muscle, on soulèvera sans difficulté sa face postérieure et on la confiera à deux écarteurs, qui l'attireront en avant et en dedans. Arrivé à son insertion osseuse, on la détachera au bistouri, sur l'étendue suffisante. On aura alors sous les yeux l'os fracturé, puis, en dehors, lui faisant suite, une nappe fibreuse plus ou moins déchirée ; c'est l'aponévrose qui recouvre le biceps et dans un dédoublement de laquelle, au contact de l'os, se trouve le nerf lésé avec une artériole, l'artère humérale profonde, nerf et artère contournant l'os pour devenir de plus en plus antérieurs à mesure qu'ils se trouvent plus bas. Au ras de l'os, au bistouri, on sectionnera la paroi antérieure de la loge nerveuse, et on découvrira ainsi le nerf dont les deux bouts sont isolés ou réunis par une gaine névrilemmatique étirée et amincie, que l'on sectionnera entre deux pinces, car le pont fibreux qu'elle forme serait, pour la restauration du nerf, plus nuisible qu'utile. Ensuite on délogera les deux bouts

du nerf et on les reportera en dehors, à la face antérieure
de la nappe aponévrotique transversale. On les suturera
suivant les règles indiquées et on rabattra sur eux les
lambeaux conservés de la loge nerveuse, paroi antérieure
ou paroi postérieure que l'on aura au besoin désinsérée à
son tour, sans empiéter sur le périoste de l'os. On fixera par
quelques points ces lambeaux à la nappe aponévrotique,
en ayant ainsi logé le nerf dans un fourreau aponévrotique
où il se trouve tout à fait isolé du foyer de fracture que
l'on détergera et où l'on suturera l'os au fil d'argent, en
prenant bien soin de mettre les sutures perpendiculaires
au trait de fracture, surtout si ce trait est oblique, de
manière à en éviter le glissement. On enlèvera soigneusement tous les lambeaux détachés de périoste qui pourraient
être le point de départ d'un cal hypertrophique, d'action
secondaire fâcheuse sur le nerf, et on terminera l'intervention par un appareil plâtré maintenant le bras collé au
corps, l'avant-bras à angle droit reposant sur sa partie
antérieure : c'est la position dans laquelle le nerf radial
se trouve le moins tendu et où sa réunion se fera dans les
meilleures conditions.

Après ces considérations générales et spéciales sur la
suture des nerfs, nous croyons devoir examiner encore
deux indications un peu à part et dès lors utiles à étudier avec quelques détails de la chirurgie d'urgence des
nerfs : la rupture sous-cutanée du plexus branchial, la
luxation du nerf cubital.

Rupture sous-cutanée du plexus brachial. — La rupture sous-cutanée, complète ou incomplète, partielle ou
totale, du plexus brachial, est un accident, soit obstétrical,
soit traumatique et dû à une traction extrêmement vio-
lente sur le bras. Comme toute autre interruption de la
continuité des nerfs, elle doit être traitée par leur suture.

Pour découvrir le plexus brachial et le suturer, on fera
une incision en |—, dont la branche horizontale suivra la
clavicule, du bord postérieur du sterno-mastoïdien au bord
antérieur du trapèze, et dont la branche verticale, partant
de l'extrémité postérieure de la précédente, ira rejoindre
le bord du sterno-mastoïdien au-dessus de son milieu. Le
large lambeau ainsi délimité sera décollé et rabattu en

avant. On fera de même pour l'aponévrose superficielle. On aura ainsi sous les yeux toute la région sus-claviculaire, obliquement traversée par le ventre postérieur de l'omo-hyoïdien. Au-dessus de ce ventre, récliné en bas et en avant, on suivra aisément les racines du plexus brachial vers la colonne vertébrale ; la 5e et 6e immédiatement sus-jacentes au muscle et donnant deux rameaux au phrénique ; la 7e ; enfin la 8e séparée de la précédente par l'artère cervicale transverse profonde se dirigeant en dehors et qu'on liera. La 1re dorsale est beaucoup plus difficile à suivre et l'on fera mieux de la laisser de côté. D'autre part, en réclinant l'omo-hyoïdien en haut et en dehors, on suivra les cordons du plexus brachial du côté de la périphérie, après ligature des veines, qui courent plus ou moins parallèlement à la clavicule, et refoulement en bas de l'artère sous-clavière, sous-jacente aux nerfs.

La suture du plexus brachial découvert sera exécutée comme n'importe quelle suture nerveuse. On n'attachera pas une importance extrême à réunir bout à bout les cordons homonymes, cette réunion n'étant pas, au point de vue du résultat fonctionnel, d'une absolue nécessité.

J'ajoute que si, au lieu de la rupture nerveuse attendue, on trouvait seulement des cordons très altérés, fortement élongés, ou contenant un hématome volumineux, on devrait, étant donné que le point lésé va devenir le siège d'une cicatrice qui s'opposera au fonctionnement du nerf, ne pas craindre de le réséquer pour faire ensuite la suture des bouts avivés.

Dans tous les cas, pour éviter des tractions intempestives sur les nerfs suturés, un pansement chez l'enfant, un appareil plâtré chez l'adulte maintiendront le bras fixé en abduction, l'avant-bras fléchi et la main posée sur la tête, c'est-à-dire dans la position où le plexus brachial est le moins tendu possible.

Luxation du nerf cubital au coude. — La luxation du nerf cubital doit être immédiatement réduite et maintenue, par suite des accidents névritiques qu'elle entraîne très rapidement lorsqu'elle est abandonnée à elle-même.

L'opération est du reste des plus simples.

Une incision longue de 5 centimètres est faite sur la pointe de l'épitrochlée. En réclinant sa lèvre postérieure,

on arrive sur la face postérieure de cette épiphyse, où,
parallèlement à l'axe de l'humérus, on sectionne le tissu
fibreux et le périoste sur une longueur de 3 centimètres,
puis après avoir fait, aux deux bouts de l'incision, deux
petites incisions perpendiculaires de 2 à 4 millimètres, on
décolle les deux lambeaux, on va chercher en avant
de l'épitrochlée le nerf luxé, on le place sur la surface
osseuse dénudée, on suture par-dessus les bords longitu-
dinaux des lambeaux, puis l'incision cutanée, et l'on immo-
bilise le membre dans un appareil contentif, pour une
vingtaine de jours, nécessaires à la cicatrisation du tunnel
aponévrotique qui va maintenir en place le nerf dont on
a réduit la luxation.

CONCLUSIONS.

Nous venons d'étudier les différentes indications de la chirurgie nerveuse d'urgence, en ayant soin de mettre sous les yeux toutes les notions susceptibles d'être utiles, dans des circonstances où bien souvent l'« expectation » ne cache que la crainte ou l'ignorance.

Il faut ajouter que, dans bien des cas, le rôle du praticien devra se borner à savoir qu'il y a quelque chose à faire ou, mieux, à faire faire, et à préparer, en attendant le chirurgien, tout ce qui est nécessaire pour l'opération, car il s'agit souvent, en chirurgie nerveuse d'urgence, d'interventions délicates et graves exigeant, outre quelques instruments spéciaux, un peu d'expérience et beaucoup de sang-froid.

Ce sont là, du reste, des qualités chirurgicales beaucoup plus répandues que naguère et que tout bon chirurgien ne devra pas craindre de mettre en œuvre, même dans les circonstances exceptionnellement délicates que nous avons examinées dans ce court travail.

TABLE DES MATIÈRES

552-04. — Corbeil. Imprimerie Éd. Crété.